齲蝕制御接着修復学

新しいコンポジットレジン修復

－ミニマルインターベンションと
　　　メタルフリー審美修復の実践－

加 藤 喜 郎　著

財団法人　口腔保健協会

序　文

　昭和41年（1966）3月，東京九段にある日本歯科大学を卒業して39年間が経過した．早いもので4昔近くが過ぎ去ったのである．平成9年（1997）1月10日卒業後30年間が経過した節目の歳に，（株）クインテッセンス出版から『生物学的接着修復の臨床 1．基本術式編』と題する教科書を上梓した．それは，すでに当時の保存修復学領域の臨床は3昔前と比較して大きく様変わりしてしまっていたからである．窩洞形成はいわゆるブラックの方法からできるだけ罹患歯質のみを削除し，天然歯質を極力残して接着修復する方法に変わってしまっていた．生活歯の歯髄保護法についても，接着材料や接着技術を巧みに使った新しい考え方や方法が誕生し実用化されつつあった．また，各種修復物の合着や裏層に盛んに使用されてきたリン酸亜鉛セメントも有機高分子の接着性レジンセメントに取って代わられようとしていた．つまり，保存修復領域の臨床はすでに生物学的接着修復の時代に入り確かな一歩を歩み始めていたのである．

　以来，約10年間が経過した．今まさに世界の潮流はミニマルインターベンション（歯質最小削除）とメタルフリー審美接着修復の潮流の中にある．齲蝕治療に当たっては，石灰化不能な罹患歯質のみを除去するとたいていは小型で下掘状の内側性窩洞になる．これをコンポジットレジンで接着修復すれば世界の潮流に則した最新の修復処置をしたことになる．そのほうが患歯は長持ちするし，将来再修復の必要性が生じたとしても生活歯で対応できる可能性が極めて高いからである．あれほど歯髄を刺激すると考えられていたレジンも適切に材料を選んできちっと接着修復すれば，むしろ歯髄を保護し生活機能の維持に役立つばかりでなく直接歯髄覆罩にさえ活用できる．補修修復においても旧修復物をすべて除去するようなやり方は，窩洞を大きくし易く歯髄侵襲を惹起して抜髄の転帰をとり無髄歯の修復になりやすいので，そのような方法は採用せず，症例によっては周囲罹患部のみを削除して，天然歯窩洞面はもとより旧修復物窩洞面に対しても積極的に接着し再修復を図ろうとするコンサーバティブな方法が行き渡りつつある．歯質接着を図るための窩洞面処理法も，酸処理（アシッドエッチング）法，ウエットボンディング法，セルフエッチングプライマー法などが開発され，術式上のstep数も従来の3 steps方式から1 step方式で，1液でセルフエッチング・プライミング・ボンディングを一括して行う簡略化された方法が出現し使用され始めている．ポーセレンや金属への接着も極めてポピュラーとなり，信頼性向上を図るための接着方法として日常診療に盛んに使われている．

　以上のような状況は，過去において著者が参画させてもらった既存の古い教科書では内容が伴わず，教育に臨床に極めて不便を来しているのが現実である．この不便を解消し，学生教育では座右の教科書として臨床家には日常診療に役立つ手引き書・参考書として身近に使っていただくために本書を上梓した次第である．その意味で，本書が学生諸君や一般臨床家にとって少しでも役立ち，人々の健康福祉に寄与できるのであれば著者として望外の喜びである．

　私共の大学では3年前から旧カリキュラムから新カリキュラムになり，教育内容も一新された．学科目名も保存修復学から齲蝕制御接着修復学となり，シラバス上の講義回数と内容が大幅に変わった．3年生後学期から始まる授業内容を，より確かなものにするためにも本教科書を役立てたいと思っている．

本書を上梓するに当たっては，私共の講座で実施してきた基礎的，臨床的研究成果を数多く引用した．それらの業績は，末尾の参考文献欄に掲載したが，それらの研究に携わった先生方の献身的努力と誠意，加えて講座の事務職員　仲川　忍氏の協力に対して心から感謝の意を表したい．また，妻の喜美子はじめ娘の彩子，珠子，千景および義母の入野栄子氏の日夜にわたっての変わらない支援に対しても，ここに感謝の意を表しておきたい．

　来年，平成18年（2006）は卒後40周年の節目の歳になる．かくも長期間にわたっての勤務を許可していただいた大学当局のご高配に感謝するとともに，本書を初めとして幾つかの記念出版をして，大学への御恩返しの印とさせて頂きたい．

　末筆ながら，本書を出版していただいた（財）口腔保健協会に対しても心から厚く御礼申し上げます．

平成17年（2005）3月吉日
　　新学期を迎え気持ちも新たに著者記す

加　藤　喜　郎

目次

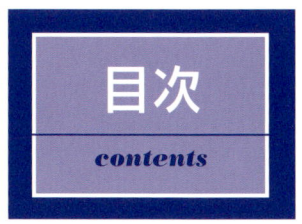

序文

第1章 コンポジットレジンの理工学

Ⅰ．材料の組成

1　ベースレジン　　3
2　フィラー　　4
3　起媒剤　　7

Ⅱ．修復用途および新規コンポジットレジンの呼称と分類

1　パカブルコンポジットレジン　　10
2　フロワブルコンポジットレジン　　10
3　ラボラトリーコンポジットレジン　　10
4　支台築造用コンポジットレジン　　10
5　暫間修復用コンポジットレジン　　10
6　補修修復用コンポジットレジン　　11
7　ポリ酸モディファイドコンポジットレジン（コンポマー®）　　11

Ⅲ．コンポジットレジンの諸性質

1　物理的性質および機械的性質　　11
2　重合収縮による寸法変化　　13
3　機械的性質　　14
4　圧縮強さ　　14
5　引張り強さ　　14
6　耐摩耗性　　15
7　曲げ強さ　　15
8　歯質接着性　　15

第1章

IV. 歯質接着を図るための窩洞面処理法の種類
- 1 酸処理（アシッドエッチング）法 ... 15
- 2 ウェットボンディング法 ... 22
- 3 セルフエッチングプライマー法 ... 24

第2章 コンポジットレジン修復の臨床

I. コンポジットレジン修復の適応症 ... 29

II. コンポジットレジン修復窩洞
- 1 窩洞外形 ... 29
- 2 保持形態 ... 31
- 3 抵抗形態 ... 31
- 4 便宜形態 ... 31
- 5 窩縁形態 ... 32

III. コンポジットレジン修復窩洞の形成法
- 1 窩洞形成用ダイヤモンドポイントと手用切削器械 ... 33
- 2 図でみる窩洞形成法の概要 ... 33

IV. 歯髄保護法
- 1 直接歯髄覆罩法の目的 ... 36
- 2 直接歯髄覆罩法の適応症と禁忌症 ... 36
- 3 直接歯髄覆罩効果が期待できる接着性レジン ... 36
- 4 直接歯髄覆罩術式 ... 37
- 5 直接歯髄覆罩後の治癒機転 ... 39
- 6 直接歯髄覆罩後の予後成績 ... 39
- 7 接着性レジン直接歯髄覆罩後の臨床経過の良否を決定する因子 ... 39
- 8 歯髄覆罩法の模式図 ... 41

V. 窩洞面処理法 ... 43

VI. 色調の選択・練和・填塞法
- 1 色調の選択 ... 43
- 2 練和・填塞法 ... 43

Ⅶ. 仕上げ・研磨法
1　48時間以後に研磨する利点　　49
2　仕上げ・研磨法の要点　　50
3　仕上げ・研磨法の術式　　50

Ⅷ. コンポジットレジン修復の臨床予後成績
1　修復歯の診査項目および評価基準の例　　53
2　臨床予後成績の一般的変化　　54

Ⅸ. コンポジットレジン修復症例
1　歯頸部摩耗症による審美不良　　61
2　臼歯咬合面の初期齲蝕症　　62
3　特発性侵蝕症，咬耗症，摩耗症，齲蝕の合併症　　64
4　エナメル質減形成，針状齲蝕，無髄歯，旧修復物の変色による審美不良　　65
5　テトラサイクリン変色歯による審美不良　　66
6　修復後8カ年経過した5級修復の窩縁部褐線による審美不良　　67
7　修復後7カ年経過して変色・咬耗した2級修復歯の審美咀嚼不良（補修修復）　　68

第3章　コンポジットレジンインレー修復
Ⅰ. コンポジットレジンインレー修復の利点　　73
Ⅱ. コンポジットレジンインレー修復の適応症と禁忌症　　73
Ⅲ. コンポジットレジンインレー窩洞　　74
Ⅳ. コンポジットレジンインレー製作法の種類と手順　　75
1　製作法の種類　　75
2　製作法の手順　　75
Ⅴ. コンポジットレジンインレー修復症例　　75
1　臼歯部における比較的大型の齲蝕，二次齲蝕複雑窩洞　　75
2　咬合面峡部における旧アマルガム修復物の破折・脱離による咀嚼障害　　76

付表
表1　齲蝕要因・病態と対応法　　78
表2　齲蝕処置法のチャート　　79
表3　外傷性破折歯の分類と保存的処置法　　80

参考文献　　81

第1章　コンポジットレジンの理工学

コンポジットレジンとは，レジン基質（ベースレジン）とフィラー粒子から構成される複合材料で，複合レジンとも呼ばれる．単にベースレジンとフィラーが混合しているだけでなく，複合材料としての特性が発揮されることが必要である．用途によって，前歯用，臼歯用，前・臼歯共用および支台築造用等に分類される．

I. 材料の組成

コンポジットレジンは次の4つから構成されている．
1. ベースレジン
2. フィラー
3. 起媒剤
4. その他の成分

1 ベースレジン

マトリックスレジンとも称し，フィラー間を埋めている有機質マトリックスの主成分である（図1）．通常は2～数種類の多官能性モノマーからなっている．高分子化反応によって架橋体を生成するため機械的性質が向上する．Bis-GMAレジン，TEGDMA，HEMA，UDMAなどが適宜使用される（図2）．

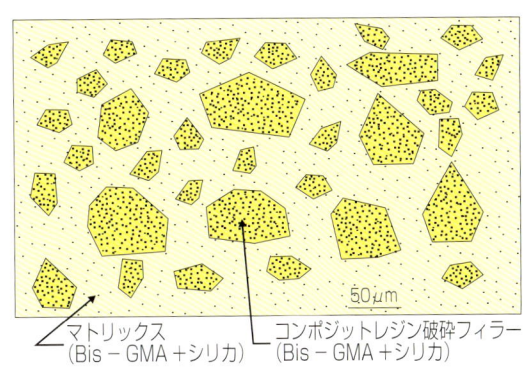

図1　有機質複合型MFRの様式図

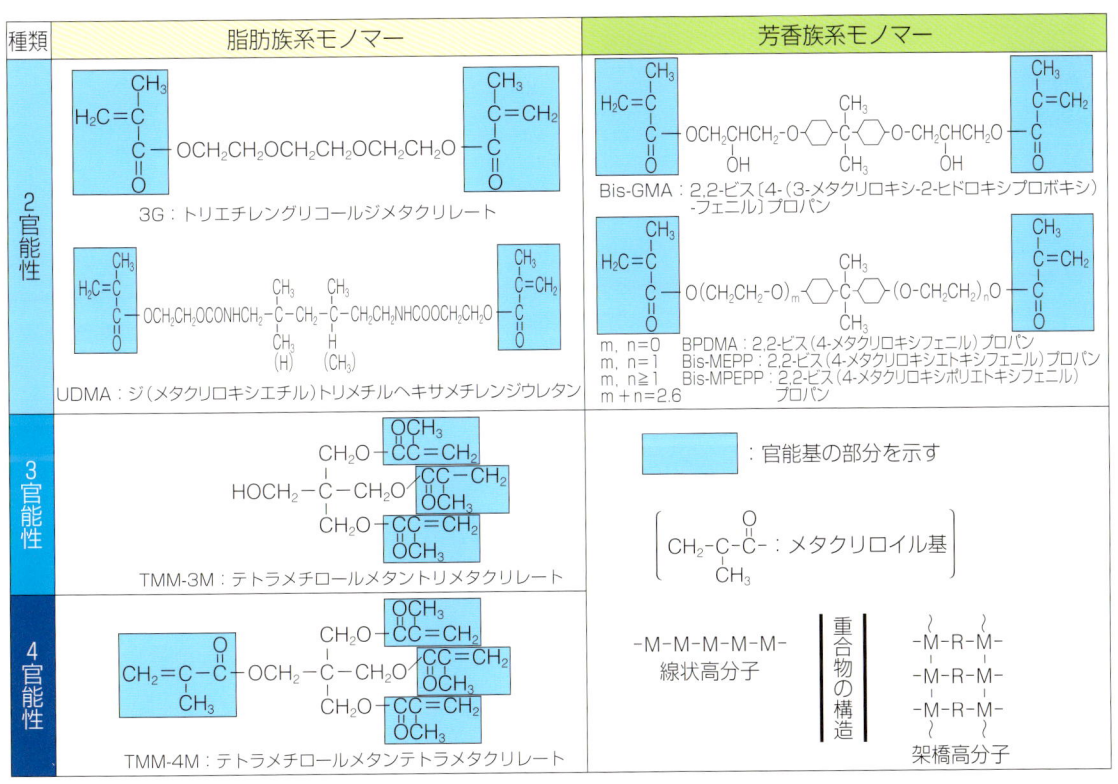

（山木昌雄：コンポジットレジン修復法より引用，一部改変）

図2　各種多官能性モノマー化学構造式[26]

2　フィラー

硬く熱膨張係数が小さい無機の物質が使用されてきたが，近年，超微粒子の無機質フィラーもしくはそれをレジンで固め，破砕してフィラー形態にしたもの（有機質フィラー）およびナノフィラーをクラスター（塊）状にしたものなど多種のものが，球状，棒状，無定形状，コロイド状などの形態で使用される（図3〜5）．

1. フィラーの種類

シリカ，ジルコニア，ガラス，リチウムアルミニウムシリケート，合成ハイドロオキシアパタイト，ボロシリケートガラス，シリコンジオキサイド（コロイダルシリカ：SiO_2），チッ化ケイ素（Si_3N_4），バリウムガラス，ストロンチウムガラス．

エックス線造影性のあるもの：バリウムガラス，ストロンチウムガラス

2. 配合フィラーの形状，大きさ，含有量（wt%）とコンポジットレジンの種類

図4に一括表示した．この内，物性を向上させるためにフィラー含有量（87〜93wt%）を高めたものを高密度ハイブリッド型と呼ぶ．

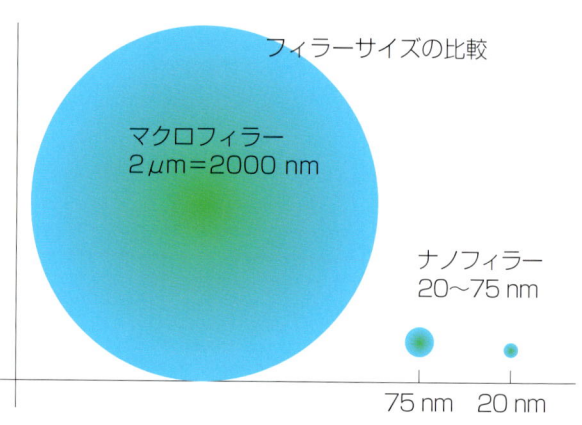

図3　フィラーサイズの比較

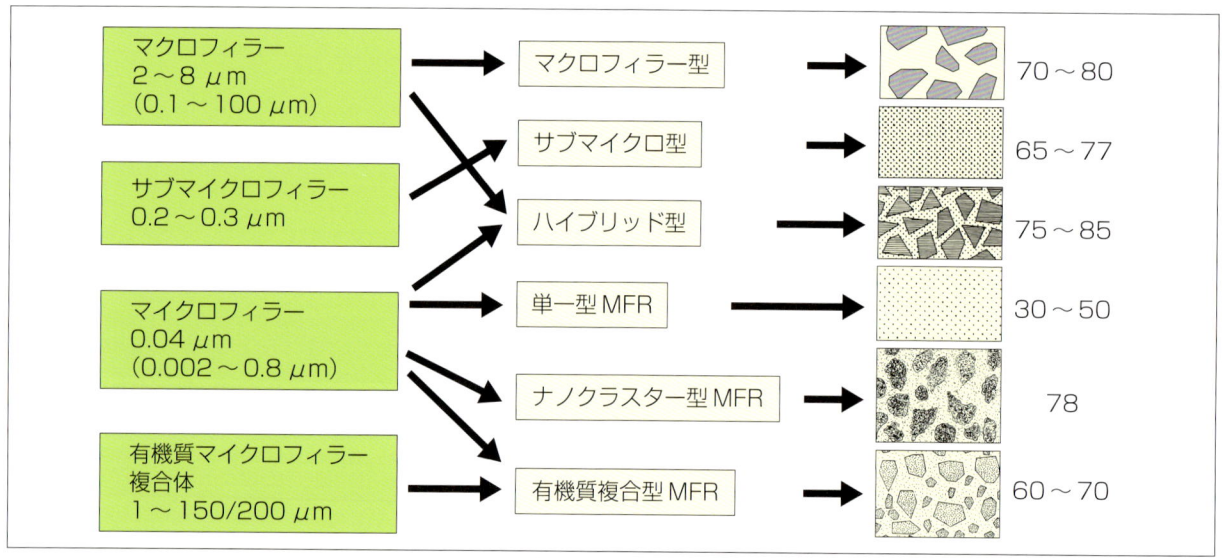

(Lutz, F.L., et al.: A classification and evaluation of composite resin systems. J. Prost. Dent. *50*: 480-488, 1983 より改変)

図4　配合フィラーの形状、大きさ、含有量とコンポジットレジンの種類[26]

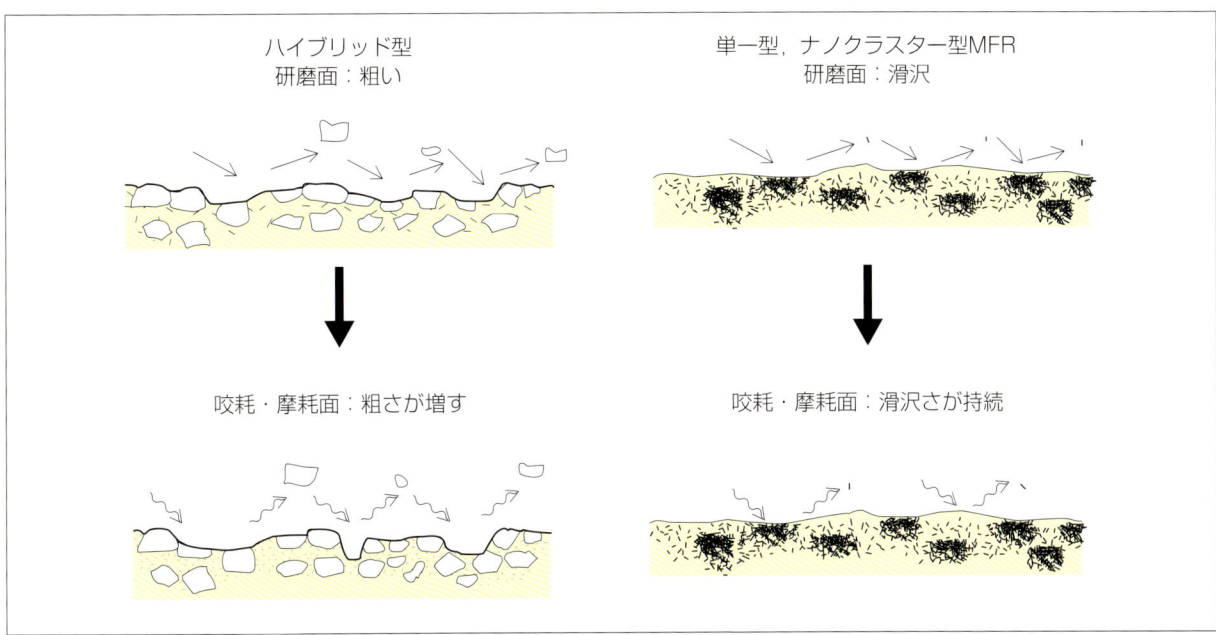

図5　フィラー形状とサイズの違いによる研磨および咬耗・摩耗後の表面性状の比較

3. フィラーの表面処理

シランカップリング剤（r-メタクリロキシプロピルトリメトキシシラン）が使用され，フィラーとマトリックスレジンとを化学的に結合させる（図6-1，2）．

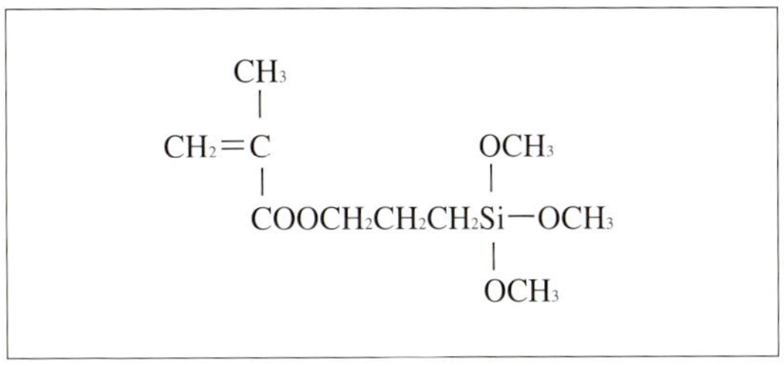

図6-1　シランカップリング剤（r-メタクリロキシプロピルメトキシシラン）

4. Bis-GMAの重合硬化構造とフィラー・表面処理剤・レジンとの結合機構（図7）

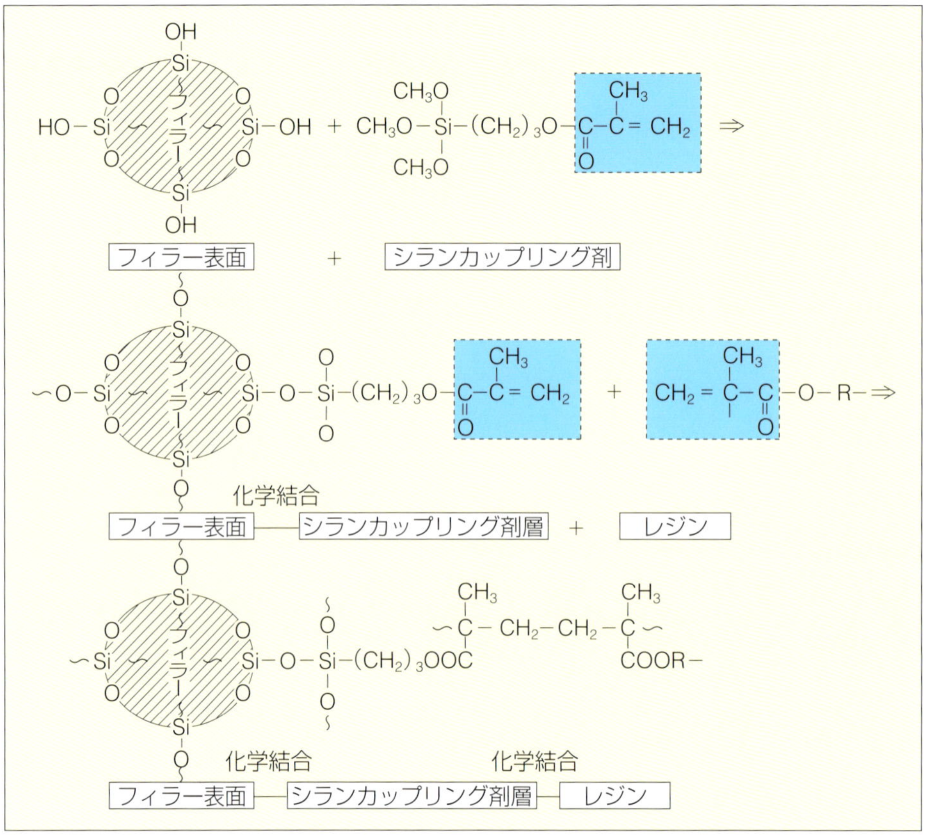

図6-2 無機質フィラー表面のシラン処理とレジンマトリックスの結合のメカニズム

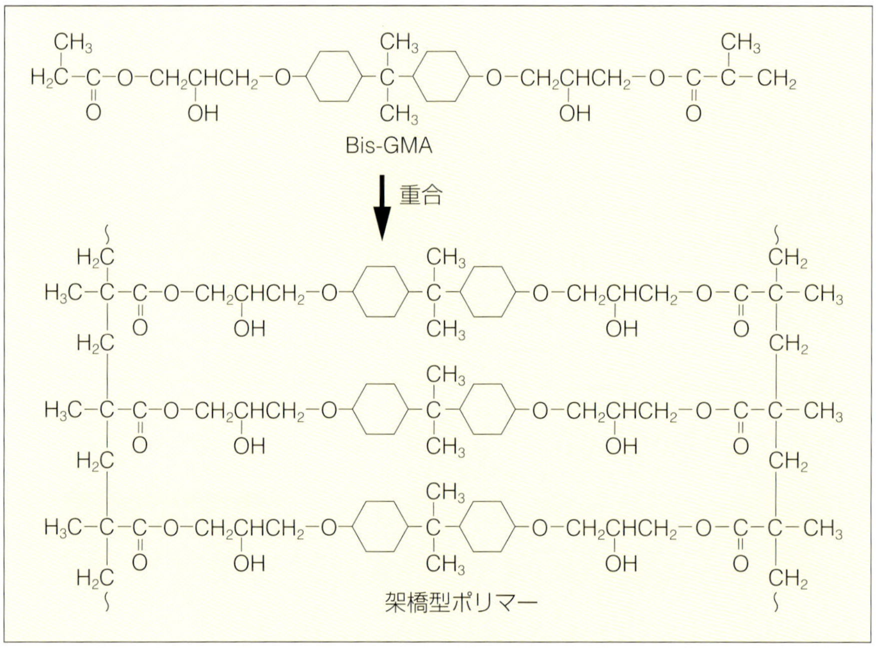

(National Institute of Dental Research：Adhesive restorative dental materials-II, U.S. Dept. of Health, Education & Welfare, Maryland, 1966 より引用)

図7 Bis-GMAの重合による架橋ポリマーの形成[40]

3 起媒剤

口腔内でレジンを短時間の内に重合硬化させるためには，性能がよい安定した重合開始剤（重合触媒）が必要である．重合方法で大別すると以下の方式がある（図8）．

1. 化学重合型コンポジットレジン
1) 過酸化ベンゾイル（BPO）－第3アミン重合方式
2) スルフィン酸塩－有機酸重合方式
3) トリn-ブチルボラン（TBB）－酸素重合方式

2. 光重合型コンポジットレジン
1) 紫外線重合型：ベンゾインメチルエーテルなどの光増感剤
2) 可視光線重合型：カンファーキノンなどの光増感剤とN・N-ジメチルアミノエチルメタクリレートなどの還元剤との組合せ

3. 重合反応機構
1) 化学重合型コンポジットレジン

重合開始剤が促進剤と合一することによりラジカルを発生し，重合が開始する．ジメチルパラトルイジン（第3アミン／還元剤）が過酸化ベンゾイル（酸化剤）に働いて硬化反応が進む．このような酸化・還元反応で硬化させるものをレドックス系開始剤という．第3アミンはレジンの変色傾向を強くする．

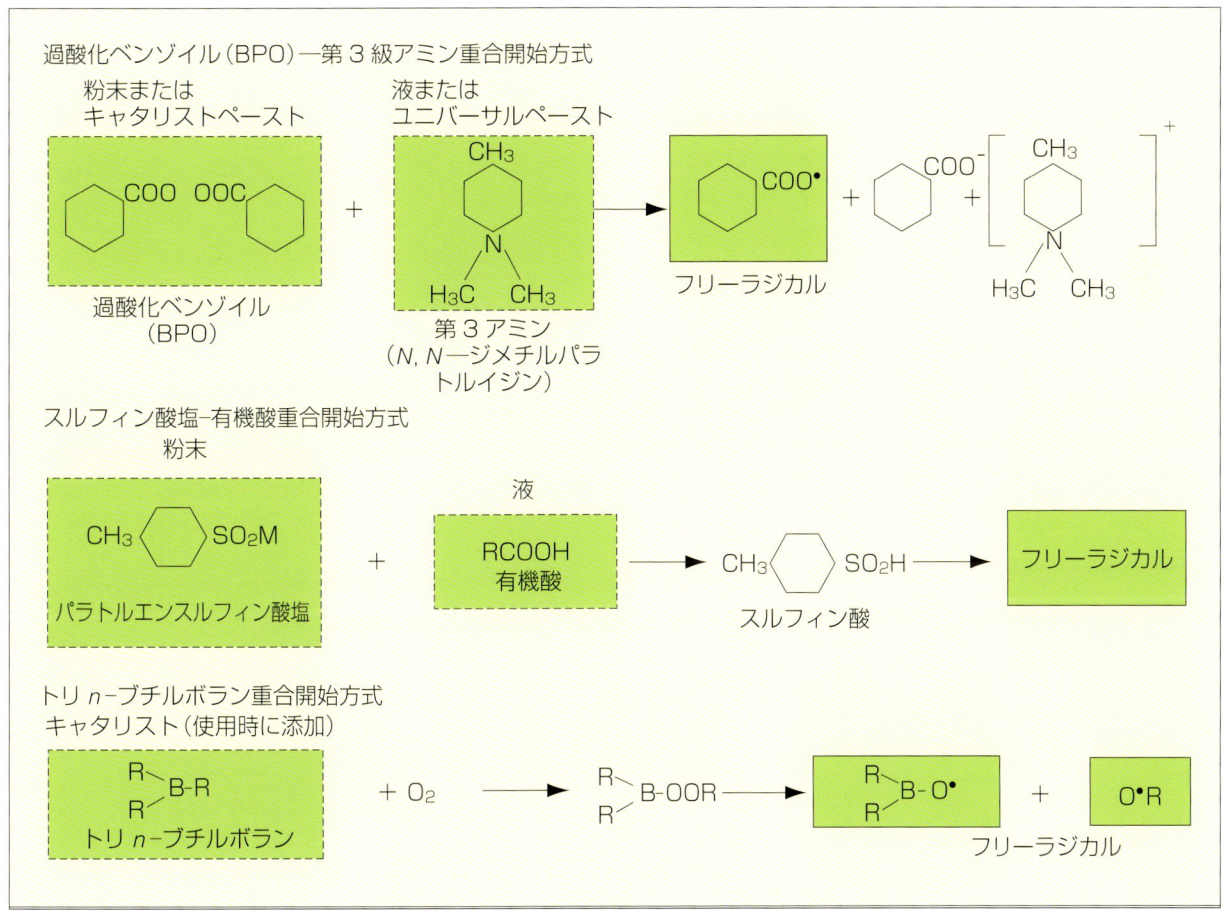

（増原英一ほか：歯科用硬性レジンの研究（第4報），歯材研報，2：511-521，1964より一部改変）

図8 化学重合型コンポジットレジンの重合開始方式[26]

2）光重合型コンポジットレジン

レジンペースト中の光増感剤と還元剤が，光照射を受けることによりフリーラジカルを発生し重合が起こる（図9）．

紫外線重合型：水銀ランプで366nm（3,660Å）あたりの光を使ってベンゾインメチルエーテルを励起させる．人体に有害な波長はフィルターで遮断する．

可視光線重合型：ハロゲンランプ（QTH）で約473nm（4,730Å）あたりの光を使って，カンファーキノンを励起させる（図10）．最近は30〜40秒間のスローセッティング方式の光照射が好んで用いられる（soft-start polymerization VS continuousintensity polymerization）．

光照射器として，ガンタイプ，コンダクタータイプ，コードレスタイプがあるが，次に挙げる光源も使用される（図11）．

a．キセノンランプ
b．高出力プラズマアークライト（PAC）
c．ブルーライト発光ダイオード（LEDs）
d．LEDsとQTHを組み合わせた照射器（初期重合：LEDs，本重合：LEDsとQTHを同時照射）
e．アルゴンレーザー

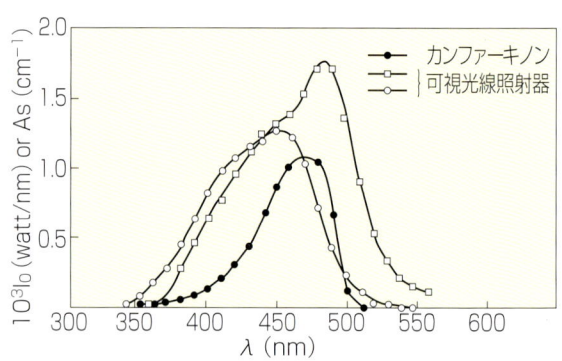

図10　可視光線照射装置の分光照度と光増感剤の吸収スペクトル

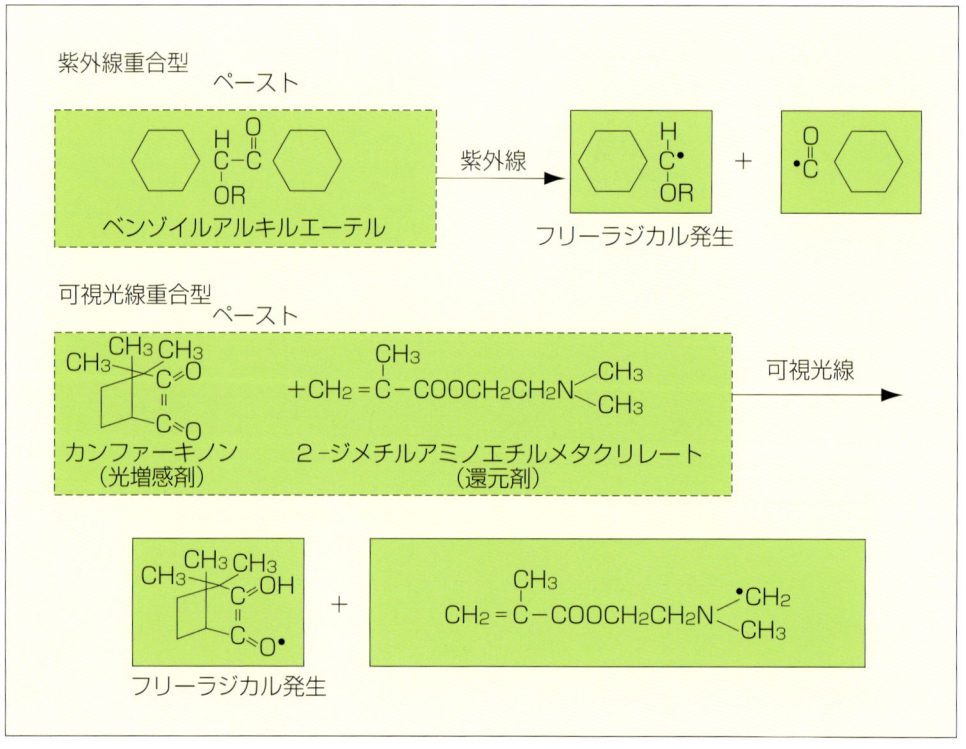

（松永元太郎ほか：感光性高分子，p.255，講談社，1984；丸山和博，大槻哲夫：有機ラジカルおよび光反応，p.123，丸善，1983より改変）

図9　光重合型コンポジットレジンの重合開始方式[26]

可視光線重合型コンポジットレジンの利点
1) 改善された理工学的諸性質
2) 適正な歯面処理による高く永続的な歯質接着性
3) 硬く低粘稠性で無気泡のペースト
4) オペーカーを含む多種類のシェード
5) 可及的に長い修復の操作時間と可能な分割積層填塞
6) 充填・形成器離れがよく配色や賦形操作がしやすい．
7) 化学重合型に比較して臨床操作がしやすく審美修復が可能である．

4．その他の成分

重合禁止剤（ハイドロキノン），紫外線吸収剤，酸化防止剤，色素，エックス線造影剤などが適宜配合されている．

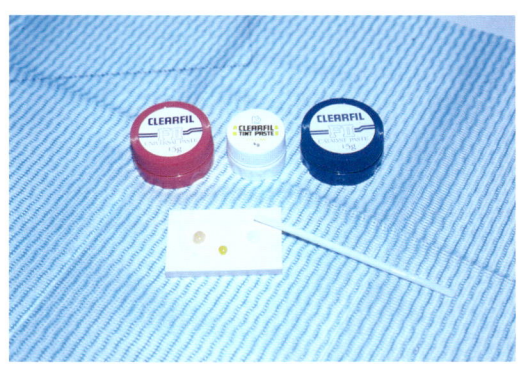

a. 化学重合型コンポジットレジン

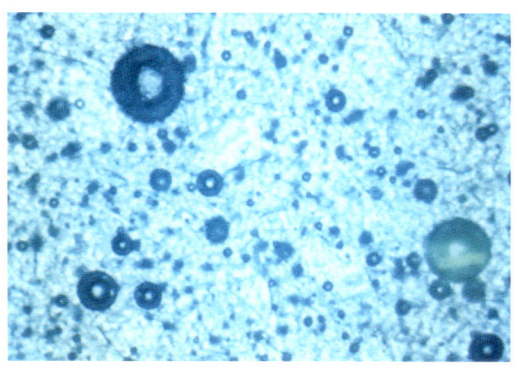

b. 練和後のコンポジットレジン．多数の気泡が混入している．

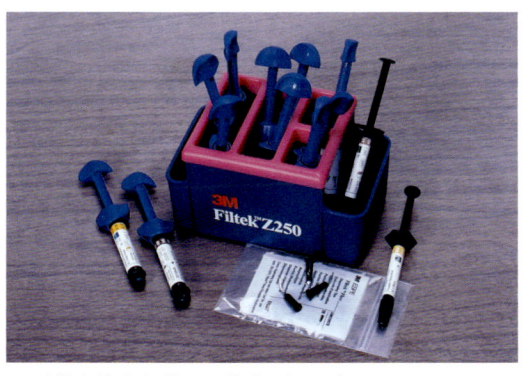

c. 可視光線重合型コンポジットレジン

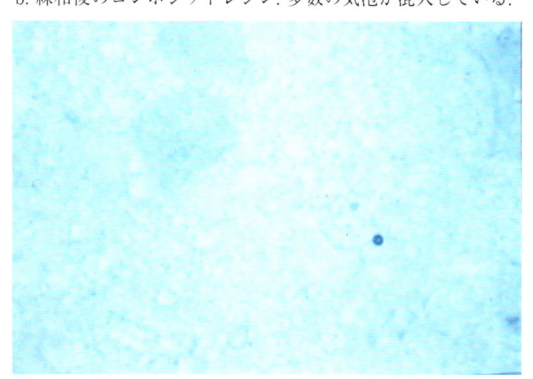

d. シリンジから取り出したコンポジットレジン．気泡は基本的にはない．

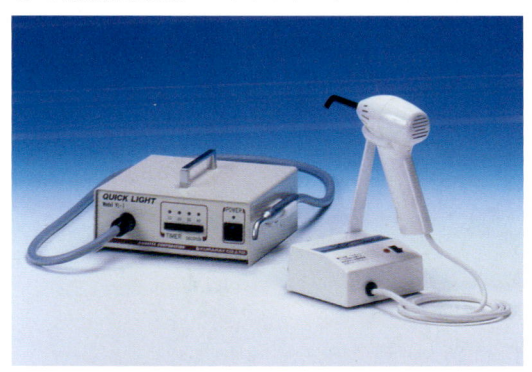

e. 可視光線照射器
　　左：コンダクタータイプ　右：ガンタイプ

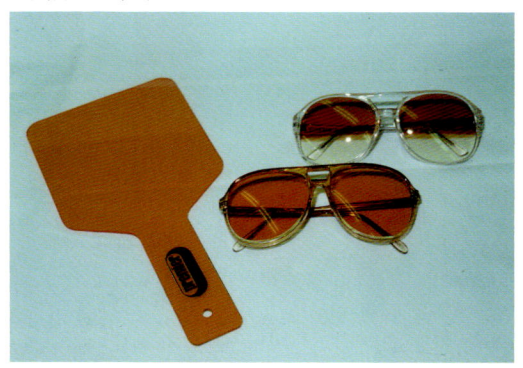

f. 遮光用器具／眼の保護

図11　コンポジットレジン2種と可視光線照射器ならびに遮光用具

II. 修復用途および新規コンポジットレジンの呼称と分類

1. パカブルコンポジットレジン
2. フロワブルコンポジットレジン
3. ラボラトリーコンポジットレジン
4. 支台築造用コンポジットレジン
5. 暫間修復用コンポジットレジン
6. 補修修復用コンポジットレジン
7. ポリ酸モディファイドコンポジットレジン
   （コンポマー®）

1　パカブルコンポジットレジン
（Packable Composite Resin）

可視光線重合型のdimethacrylate resinを使い，66〜70vol%の多孔質，不定型フィラーを含有している．フィラーとベースレジンの相互作用で，パカブル（填塞器による圧接填塞）な材形になっている．メーカーはbulk-fill technique（一塊填塞法）を推奨している．重合深度が高く，重合収縮が少なく，エックス線不透過性で，低い摩耗性を有するが，臨床研究での有効性は，特に予後成績について，特筆すべき点は報告されていない．

1級，2級と6級（MOD）窩洞が適応症である．

2　フロワブルコンポジットレジン
（Flowable Composite Resin）

Dimethacrylate resinを使い，42〜53vol%，粒子径0.7〜3.0μmの無機質フィラーを含有している．低粘度でシリンジ填塞が可能であるが，フィラー含有量が低く，重合収縮量は高く，弾性係数は低く，耐摩耗症も低い．

歯頸部齲蝕や摩耗症，小児の修復および小型で咬合圧負担が少ない部位の修復に適しているが，窩洞のベース材としても用いられる．

3　ラボラトリーコンポジットレジン
（Laboratory Composite Resin）

技工室で間接法により製作するコンポジットレジンで，光線，熱，圧力，減圧などを併用して重合度を上げ耐摩耗性などの諸物性を上げて用いられる．強度と剛性を上げるためにファイバーを併用し加強される．

クラウン，インレー，ベニア，メタル修復物の前装，メタルフリーブリッジ等が適応症である．

4　支台築造用コンポジットレジン
（Core Composite Resin）

齲蝕崩壊等の欠損が大きな歯の支台築造に用いられる．two paste typeの化学重合型が多いが，可視光線重合型およびdual-cured type（光・化学重合型）のものもある．歯の色調と対比させるために，青，白，オペーク色に着色されていて，フッ素徐放性が付与されているものが多い．

コンポジットレジンコアはアマルガムコアに比較して次の利点がある：歯質に接着する，付形性が高い，直後に仕上げができる，剛性が高い，セラミック修復下でカラーマッチングしやすい．

但し，製品によっては，化学重合型材料と可視光線型ボンディング剤との互換性がないので注意を要する．

5　暫間修復用コンポジットレジン
（Provisional Composite Resin）

暫間インレー，クラウン，ブリッジは，コンポジットレジンもしくはアクリリックレジンで製作される．

6 補修修復用コンポジットレジン
（Repair of Ceramic or Composite Resin）

修復用コンポジットレジンと同じものが用いられる．旧修復物のコンポジットレジン，セラミックス，合金表面はアルミナサンドブラスト，清掃・乾燥，シラン処理された後プライマーを塗布し，新しいコンポジットレジンで補修修復される．補修コンポジットレジンの接着強さは，オリジナルの60〜80%程度といわれている．

7 ポリ酸モディファイドコンポジットレジン（コンポマー®）
（Poly Acid-modified Composite Resin (Compomer®)）

ポリ酸モディファイドモノマー，他のモディファイドモノマー，フッ素徐放性のシリケートガラスを含むが水分は含まない．フィラーは，粒径0.8〜5.0μmで含有量は42〜67vol%で，単一ペースト状でcompuleもしくはsyringeに入っている．可視光線照射により硬化する．填塞後唾液と接触し，吸水すると酸−塩基反応が起こり硬化が進む．フッ素徐放性があるが，グラスアイオノマーセメントもしくはレジンモディファイドグラスアイオノマー（ハイブリッドアイオノマー）よりも少なく，塗布したフッ素溶液や歯磨剤からのフッ素リチャージ機能はない．

中等度のカリエスリスク患者で低い咬合力負担部位の修復，および小児修復に適している．

Ⅲ．コンポジットレジンの諸性質

1 物理的性質および機械的性質

コンポジットレジンの物理的性質および機械的性質については表1-1〜1-7に示す．

1．熱膨張係数（図12）
コンポジットレジンは，メチルメタクリレート系レジンに比べ1/4〜1/2と小さいが，歯質と比べると2倍強の大きさがある．

2．熱伝導性
歯髄刺激の回避という点からは低い方がよい．コンポジットレジンは歯質に近く問題にならない．

3．吸水性
メチルメタクリレートに比べ低い．長期間の水中浸漬では経時的に増加傾向を示す．その結果，機械的性質の劣化，寸法の増大，辺縁漏洩の惹起，変・着色による審美性の低下，未反応物質の遊出や溶出による歯髄や歯周組織への阻害作用等の原因とな

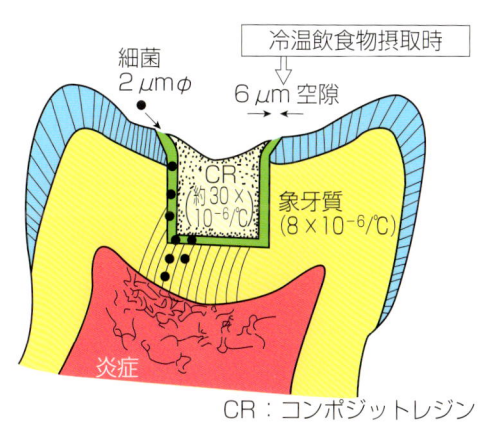

（山木昌雄：コンポジットレジン修復法より引用）

図12 歯とレジン修復物の熱膨張係数と辺縁漏洩[26]

表 1-1　歯および各種修復物の熱膨張係数[26]

材料			熱膨張係数 ($10^{-6}/°C$)
レジン	MMA系レジン		81
	コンポジットレジン	従来型（マクロフィラー型）	30～40
		MFR型	50～70
		ハイブリッド型	20～30
歯	エナメル質		11～12
	象牙質		7～8
アマルガム			22～28

表 1-2　歯および各種修復材の硬さ[26]

種類	材料		ヌープ硬さ (KHN)
レジン	メチルメタクリレート系レジン		18～20
	コンポジットレジン	従来型	20～50
		MFR型	25～50
		ハイブリッド型	60～80
アマルガム			65～110
歯	エナメル質		300～350
	象牙質		60～75

表 1-3　歯および各種修復材の圧縮強さ[26]

種類	材料	圧縮強さ (kgf/cm^2)
レジン	メチルメタクリレートレジン	700～800
	コンポジットレジン	1,700～4,200
セメント	リン酸亜鉛セメント	850～1,500
	シリケートセメント	1,800～2,600
	グラスアイオノマーセメント	1,400～2,000
アマルガム	アマルガム	4,300
歯	エナメル質	4,000
	象牙質	3,500

表 1-4　各種摩耗法による歯科用レジンの耐摩耗性の比較[26]

種類	材料	ブラシ摩耗 ($\times 10^{-3} cm^3$)	機械的衝撃摩耗 (グラスビーズ法) ($\times 10^{-3} cm^3$)
レジン	メチルメタクリレート系	4.81	1.70
	コンポジット 従来型	0.22～0.33	8.0～9.5
	コンポジット MFR型	0.58～0.70	0.22～0.40
アマルガム		0.29	0.73

(Tani, Y., et al.: A new method for measuring the wear of composite restorative materials. Dent Mater J 2: 124-133, 1983 より)

表 1-5　歯および各種修復材の物理的性質[26]

性質	コンポジットレジン		アマルガム	歯質		ADAS No.27 タイプ2 (コンポジット)
	化学重合型	光重合型		エナメル質	象牙質	
ヌープ硬さ (KHN)	30～50	30～80	110	343	75	-
圧縮強さ (kgf/cm^2)	1,700～2,900	2,500～4,200	4,300	3,940	3,500	-
曲げ強さ (kgf/cm^2)	700～1,100	700～1,600	-	-	-	-
引張強さ (kgf/cm^2)	300～450	300～550	500～725	100～530		347以上
熱膨張係数 ($\times 10^{-6}/°C$)	23～45		22～28	12	8	-
熱伝導率 ($\times 10^{-3} cal/s \cdot cm \cdot °C$)	3.3～6.8		92	4.7	1.9	-
口内での摩耗量 (μm/2years)	190～240	40～100	20～65	-	-	-
吸水率 ($mg/cm^2 \cdot 1week$)	0.4～1.8	0.2～0.9	-	-	-	0.7以下

(平澤　忠ほか：光重合レジンの理工学的性質（光重合レジンの臨床応用，クインテッセンス別冊），クインテッセンス社，1986より改変)

表1-6 コンポジットレジンの諸性質[74]

性質	コンポジットレジン				
	無添加アクリリック	マクロフィラー型	マイクロフィラー型	スモールパーティクル型	ハイブリッド型
無機質フィラー					
vol%	0	60-65	20-55	65-77	60-65
wt%	0	70-80	35-60	80-90	75-80
圧縮強さ (MPa)	70	250-300	250-350	350-400	300-350
引張強さ (MPa)	24	50-65	30-50	75-90	70-90
弾性係数 (GPa)	2.4	8-15	3-6	15-20	7-12
熱膨張係数 ($10^{-6}/°C$)	92.8	25-35	50-60	19-26	30-40
吸水率 (mg/cm^2)	1.7	0.5-0.7	1.4-1.7	0.5-0.6	0.5-0.7
ヌープ硬さ (KHN)	15	55	5-30	50-60	50-60

(Anusavice KJ: Phillip's Science of Dental Materials 10th Edit. WB Saunders, CO., 1996 より引用)

表1-7 各種コンポジットレジンとコンポマー®の諸性質[67]

性質	多目的コンポジットレジン	マイクロフィラー型コンポジットレジン	パカブルコンポジットレジン	フロワブルコンポジットレジン	ラボラトリーコンポジットレジン	支台築造用コンポジットレジン	コンポマー®
曲げ強さ (MPa)	80-160	60-120	85-110	70-120	90-150+	-	65-125
曲げ率 (GPa)	8.8-13	4.0-6.9	9.0-12	2.6-5.6	4.7-15+	-	4.5-14
曲げ疲労限 (MPa)	60-110	-	-	-	-	-	70
圧縮強さ (MPa)	240-290	240-300	220-300	210-300	210-280+	210-250	180-250
圧縮率 (GPa)	5.5-8.3	2.6-4.8	5.8-9.0	2.6-5.9	-	7.5-22	6-7
ダイアメトラル引張強さ (MPa)	30-55	25-40	-	33-48	-	40-50	25-40
線重合収縮率 (%)	0.7-1.4	2.3	0.6-0.9	-	-	-	-
加速試験による色調安定性 -450 kJ/m² (ΔE^*) ≠	1.5	-	-	1.5	1.1-2.3	-	2.1
ジュース／お茶着色法による色調安定性(ΔE^*)≠	4.3	-	-	-	1.7-3.9	-	5.7

(Craig RG & Powers JM: Restorative Dental Materials 11th Edit. Mosby, Inc., 2002 より引用)

+ファイバーによる加強なし
≠ΔE^*＜3.3は臨床で判別不可能

2 重合収縮による寸法変化

メチルメタクリレート：体収縮率約7％，線収縮率約2.3％

コンポジットレジン：0.6～0.9％，MFRで2～3％ぐらいとなる．

ストリップス等で加圧塡塞することで，より収縮が小さくなる．

1）重合方式の違いによるレジン硬化時の収縮挙動（図13）

①過酸化ベンゾイル（BPO）－第3アミン重合方式

収縮力はセンターに向かい窩壁から剥離するように働く．

②トリn-ブチルボラン（TBB）－酸素重合方式

歯質のコラーゲンとグラフト重合により接着するため窩壁方向に向かって収縮し，良好な窩壁適合性を示す．

　③ 光重合方式

重合は光照射面から始まるため，収縮は表面に向かって発生し，窩底部で剥離する．

3　機械的性質

1） ヌープ硬さは，象牙質で60〜75，エナメル質で300〜350である．

2） マクロフィラー型とMFR型は20〜50，ハイブリッド型は60〜80で前2者より硬い．

3） 光重合型で窩洞の深さが1.5〜2.0mm以上ある場合は，分割積層填塞しないと，深部は重合不全で硬さが上がらない．

4　圧縮強さ

1） 歯質に近似した強さを示すものが増えた．

2） 光重合型の方が化学重合型よりも気泡の混入が少ない分強い．

5　引張り強さ

1） 歯質は100〜530kgf/cm^2，コンポジットレジンは300〜550kgf/cm^{2}でほぼ同程度である．

2） 圧縮強さ1/8〜1/13しかなく，もろい材料である．

3） 引張りあるいは剪断応力が働くような用い方をすれば，早期に破折しやすい．

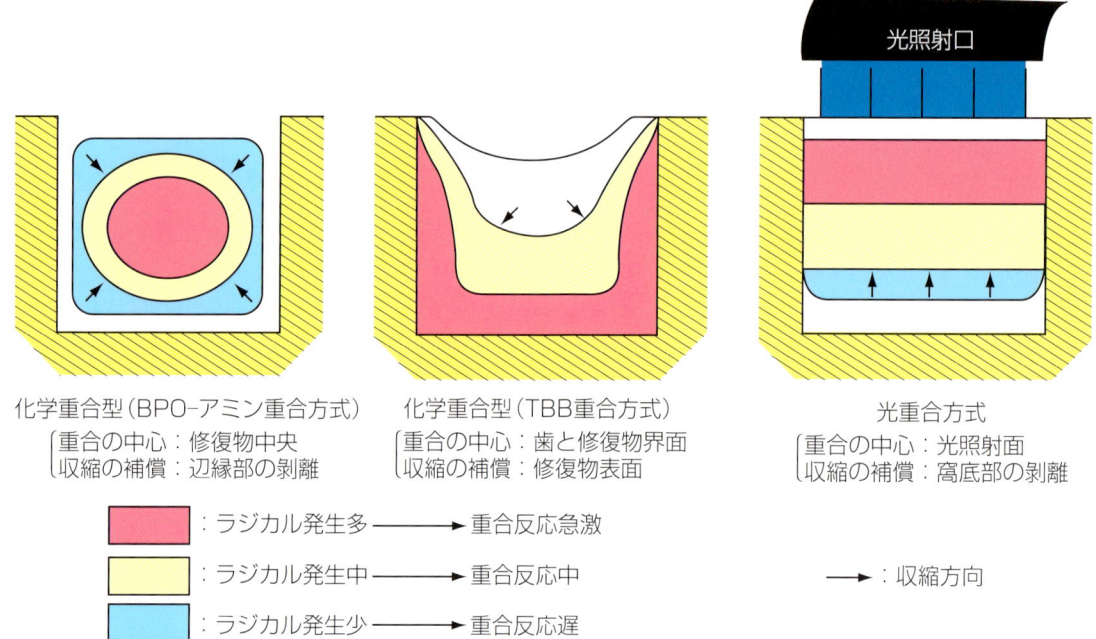

(平澤　忠ほか：光重合レジンの理工学的性質（光重合レジンの臨床応用，クインテッセンス別冊），クインテッセンス社，1986より改変)

図13　重合方式の違いによる窩洞内レジンの重合の進み方と収縮発現機構[26]

6 耐摩耗性

1) レジン系材料は，一般に歯ブラシ摩耗や咬耗が起こりやすい．
2) 光重合型は比較的高い．

7 曲げ強さ

1) MFRで若干低く，光重合型で若干高い．

8 歯質接着性

コンポジットレジンは歯質接着性がないので，歯質の酸処理やボンディング処理によって接着が図られる．歯質との接着を高めるためには，酸水溶液もしくは親水性基と疎水性基を併せ持つ強酸性（pH: 1.4～3.5ぐらい）の接着性モノマー（Adhesive promoting monomer）が用いられる．

Ⅳ. 歯質接着を図るための窩洞面処理法の種類

1. 酸処理（アシッドエッチング）法
2. ウェットボンディング法
3. セルフエッチングプライマー法

1 酸処理（アシッドエッチング）法

(Acid Etching Method)

1) 1955年にBuonocoreが85％リン酸溶液を使いエナメル質をエッチングし，アクリリックレジンとの接着を図ったのが最初である．

2) エッチャントは赤や緑に着色され歯面塗布範囲を識別できるようにし，シリカ微粉末を入れてチクソトロピーな性状を与え不必要な所へ垂れて流れないように考案されている．

3) 余分な歯面のエッチングを防ぎ，窩縁外溢出レジンの発見を容易にするため着色バーニッシュ（プロテクトバーニッシュ®）の被膜を活用する．

4) エッチングはエナメル質を中心に行うが，濃度や時間を短縮し象牙質に行うこともある（トータルエッチング）．

5) エッチングによりエナメル質は凹凸粗造（蜂巣状構造）となる．微細形態からType Ⅰ～Ⅳの4型に分類する．

Type Ⅰ：小柱が強く脱灰されるタイプ
Type Ⅱ：間質が強く脱灰されるタイプ
Type Ⅲ：両者が混じり合ったタイプ
Type Ⅳ：小柱が不規則な像を示すタイプ

6) 象牙質では，スミヤー層が溶解消失し象牙細管開口部もロート状に拡大する．管間基質も短時間では粗造となるが，時間が長くなるとオーバーエッチングとなり平坦となる．

7) 象牙質が適正にエッチングされるとハイドロオキシアパタイト（HAP）の一部が溶出し，健全なコラーゲンと残ったHAPによって粗な象牙質中にレジン成分が浸透硬化して，2～3μmの厚みの象牙質レジン含浸層（dentin resin hybrid layer）を形成する．

8) エッチング粗面は，非常に活性度が高く，蜂巣状構造は外力により破壊されやすいので，探針等による接触は避け，唾液，血液，組織液によって汚染しないように注意する．

9) 患者の呼気による水分汚染も避けたいので，ラバーダム防湿が必須である．

10) 以上，エッチング効果を要約すると，次の3つの効果が期待できる．

（1）被着歯面の清掃とぬれ性の向上．

(2) 被着歯面の極性化作用：(-OH, -NH$_2$, -COOHなど）が配向し，極性を示すようになる．これらの歯面の極性基を介してレジンの極性基（-OH, -NH$_2$, -CN, -O-CH$_3$ など）との間で水素結合によって接着性が増強する．

(3) 歯面の粗造化による機械的嵌合効力および象牙質レジン含浸層形成による接着強さの向上．

11）エッチング剤の種類

(1) 35〜65％リン酸水溶液製剤

(2) 10％クエン酸＋3％塩化第2鉄溶液

(3) 10％クエン酸＋20％塩化カルシウム溶液

(4) その他

12）プライミング（図14）

(1) これに用いる材料を窩洞前処理剤もしくはプライマーと称し，窩洞歯面とボンディング材との"なじみ"をよくしたり，浸透性を高めたり，化学的接着を助長したりするためにボンディング材塗布に先立って，エッチング歯面に行う処置をいう．

(2) プライマーとして，NPG-GMA（N-フェニルグリシンとグリシジルメタクリレートの付加物）が有名である．最近は強酸性の接着性モノマー（Adhesive Promoting monomer）を含有したものが，エッチングとプライミング機能もしくはエッチング，プライミングとボンディング機能を併せて用いられる場合が多い．

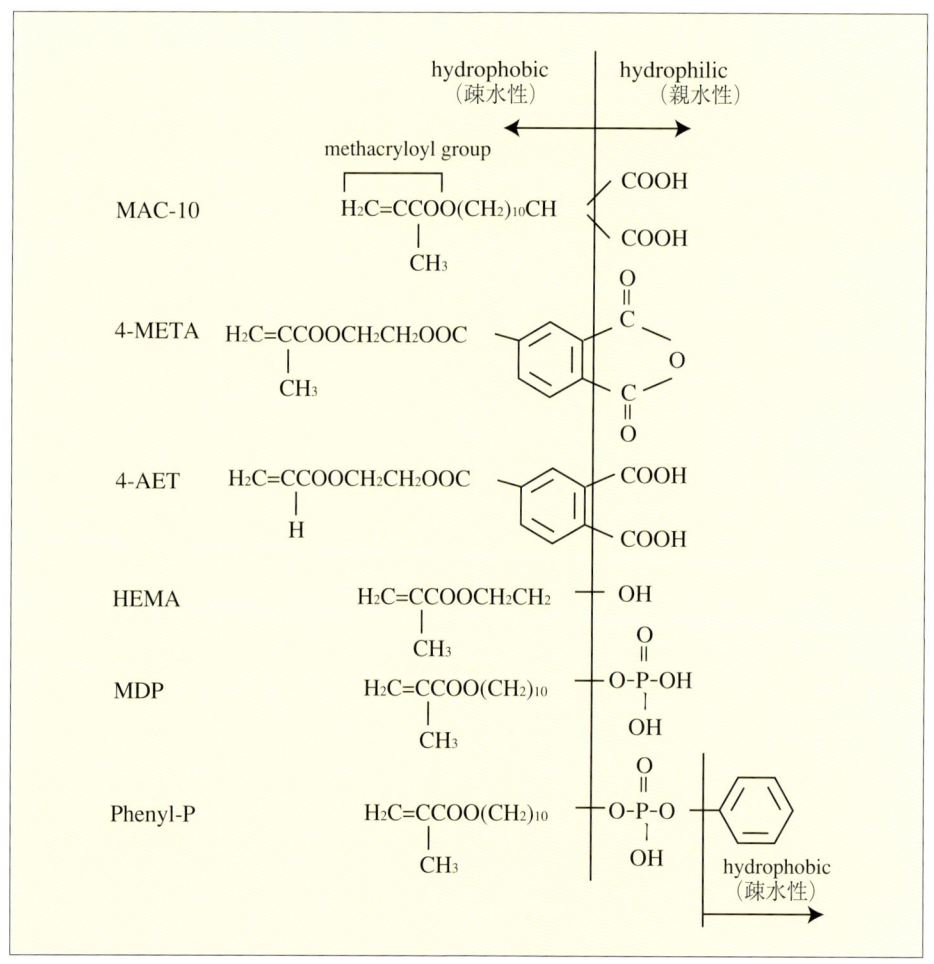

図14　接着性モノマーにおける疎水性基と親水性基

13）ボンディング

（1）エッチング歯面に薄く塗布し，エナメル質レジン含浸層とレジンタッグを形成および象牙質レジン含浸層とレジンタッグを形成し機械的接着強さを高めたり，化学的接着強さ（水素結合）を高めたりしてコンポジットレジンと歯質との接着を図る処置をいう．

（2）ボンディング材は，接着性モノマーおよびコンポジットレジンのベースレジン成分の多官能性モノマーで構成された低粘性レジンである．

（3）ボンディング層・象牙質レジン含浸層の効果
① コンポジットレジン接着強さの強化
② 修復物窩縁部・窩壁適合性の向上
③ 窩縁部変・着色の防止
④ 辺縁封鎖性の向上
⑤ 歯髄保護

14）歯髄保護（図57-a～57-k, 58～64）

（1）歯髄刺激の原因
① 窩洞形成による切削刺激
② エッチング剤由来の酸

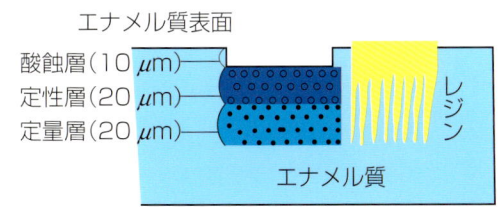

図15　エッチングされたエナメル質とレジンの接着機構[75]

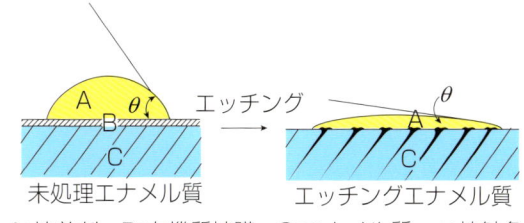

図16　エナメル質エッチングによるぬれ効果の向上[10]

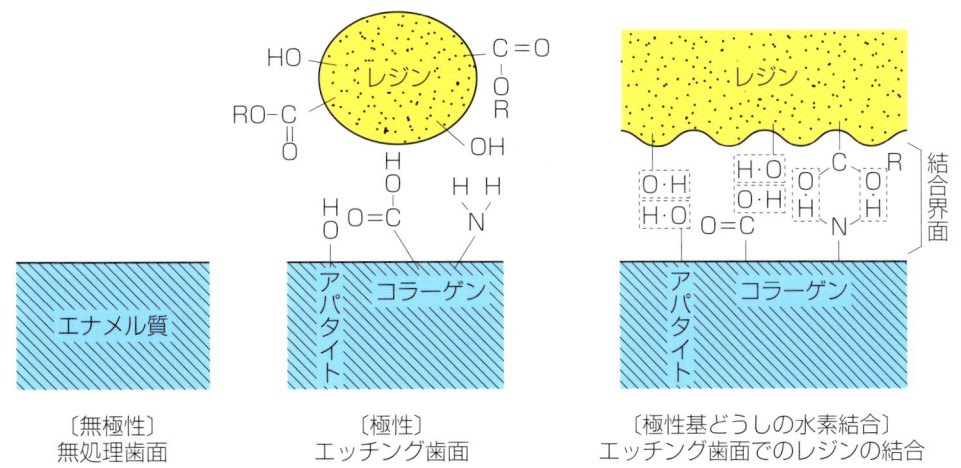

図17　エッチングによる極性化とレジンの化学結合（水素結合）[26]

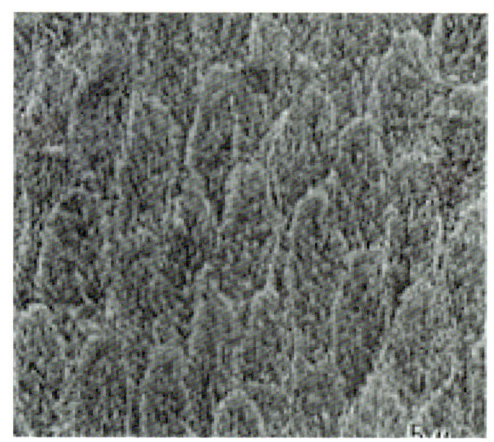
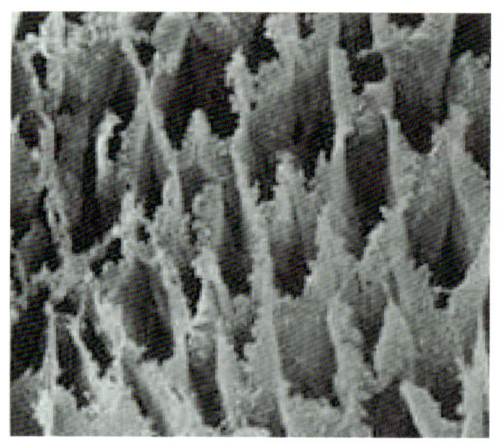

(山木昌雄：コンポジットレジン修復法より引用)

図18 左 エッチングによる蜂巣状構造
　　　右 機械的に嵌合し形成されたレジンタッグ[26]

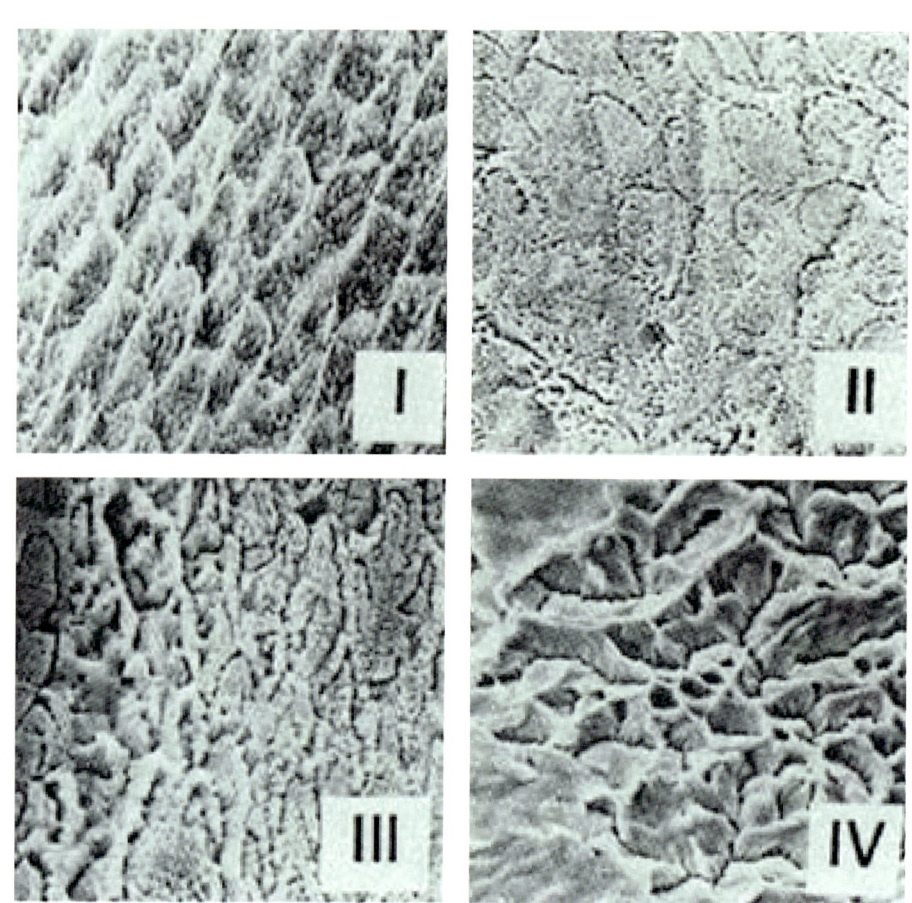

(山木昌雄：エナメル・エッチング法の役割と臨床上の使用条件より引用)

図19 エッチングにより形成されたエナメル質の蜂巣状構造 (Type I〜IV)[10]

表2 エナメル質表面での未重合レジン液の接触角[76]

レジン＼歯面	未処理エナメル質表面 ($\bar{x}\pm SD$)	エッチングエナメル質表面 （50％リン酸, 1分処理） ($\bar{x}\pm SD$)
未重合レジン液の接触角（θ） （エポキシレジン／エピコート®828）	28.3°±1.5°	14.3°±0.6°

（Retief DH：Effect of conditioning the enamel surface with phosphoric acid より引用）

③レジン中の成分（残留モノマー, 起媒剤, 起媒剤残渣など. ラット培養細胞を使った毒性試験では, HEMA, 還元剤, 安定剤の単味で毒性が認められたが, 混合するとなくなったとする報告がある）.

④辺縁漏洩（食物成分, 細菌, 細菌代謝物など）

(2) 歯髄保護法

①窩洞形成時の切削刺激軽減法を厳守する.

②スリーウェーシリンジによる噴霧洗浄を行ってエッチャントを完全に洗い流す.

③練和や光照射を適正に行って重合硬化を図り, 残留モノマーを極力少なくする.

④確実なハイブリッド層を形成し歯髄に対する外来刺激を遮断する.

⑤症例によっては, 覆髄・裏層を併用し歯髄生活機能を鼓舞助成する. 覆髄／介在裏層：水酸化カルシウム製剤Dycal®, 補強裏層：グラスアイオノマーセメント

⑥優秀な材料を選択し, 接着操作を適正に行って辺縁封鎖を確実にする.

⑦酸化亜鉛ユージノールセメントは重合阻害を起こすので, レジンと直接するような状態で使用しない.

15）エッチング法によるコンポジットレジン修復術式（3 steps）

エッチング→水洗・乾燥→プライミング→ボンディング→コンポジットレジン塡塞→光照射

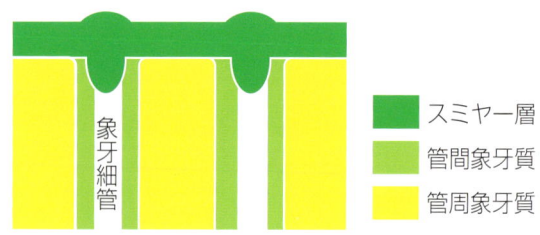
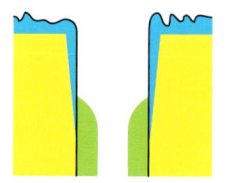
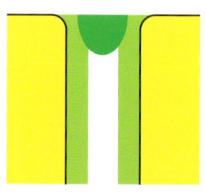

図20 窩洞形成後の窩壁象牙質

切削した象牙質表面はスミヤー層でおおわれている．

スミヤー層
管間象牙質
管周象牙質
象牙細管

図21 エッチング後の窩壁象牙質

リン酸エッチングによって表層のアパタイトは脱灰され，基質のコラーゲンは変性する．

マイルドなエッチングでは，象牙細管中にプラグが残り，表層はほとんど脱灰されない．

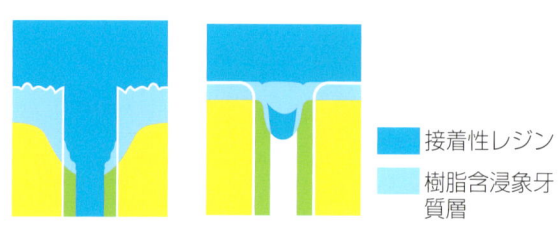

図22 コンポジットレジン修復後の接着界面

接着性レジン
樹脂含浸象牙質層

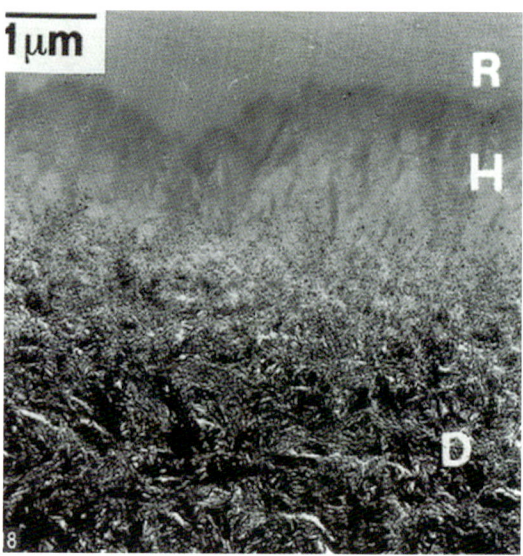

（中林宣男：超接着－象牙質との接着機構が教えてくれることより引用）

図23 象牙質レジン含浸層（ハイブリッドレーヤー）
モノマーの拡散・重合がみられる．H中の黒点はHAP [43]

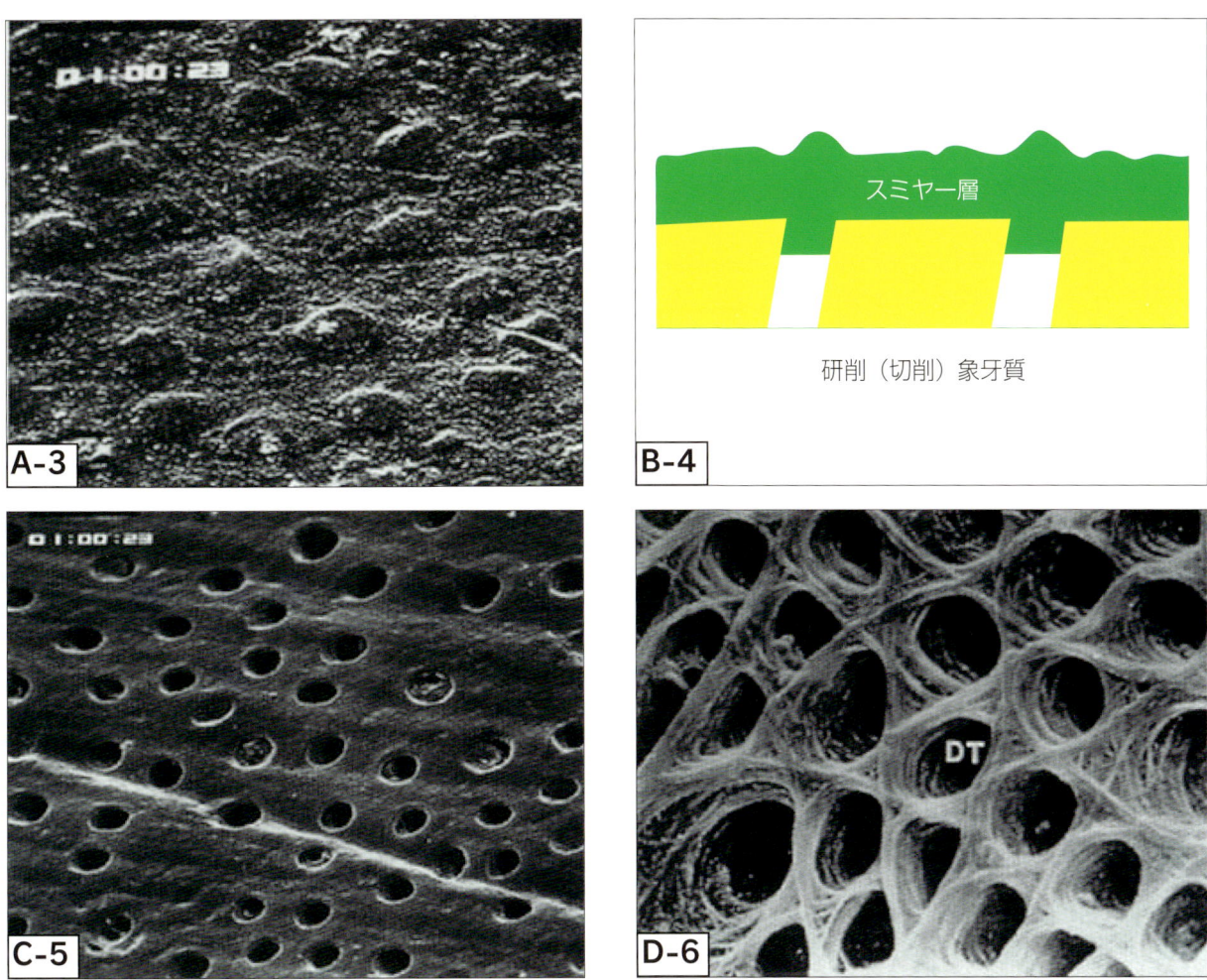

(中林宣男:超接着-象牙質との接着機構が教えてくれることより引用)

図24 エッチング前後の窩壁象牙質[43]

A-3. スミヤーで覆われた研削象牙質のSEM像

B-4. Aの模式図

C-5. クエン酸塩化第二鉄でスミヤー層が除去された象牙質のSEM像

D-6. ハイドロキシアパタイト(HAP)が除去されたままの象牙質(へちま状のコラーゲン線維が特徴的),(一條ら,口病誌42:75(1975)より)
HAPをEDTAで完全除去.コラーゲン線維間のポア(穴)はHAPがあった

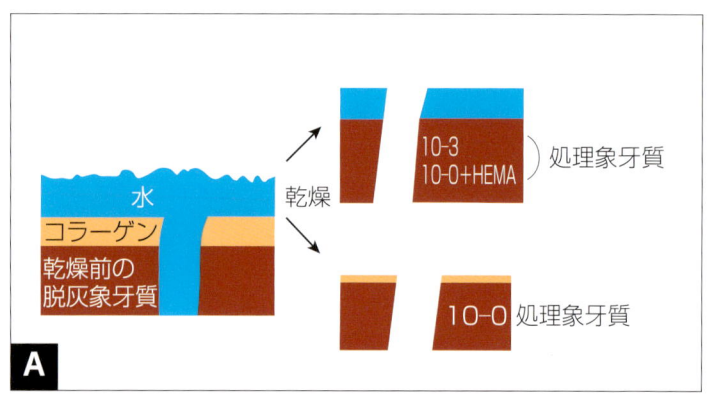
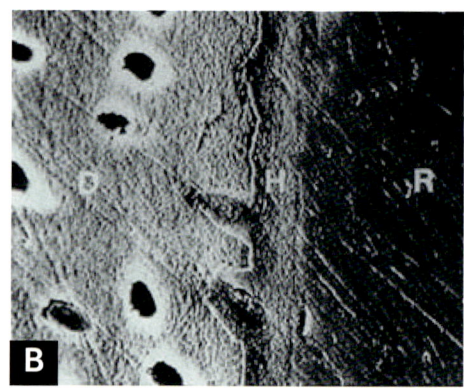
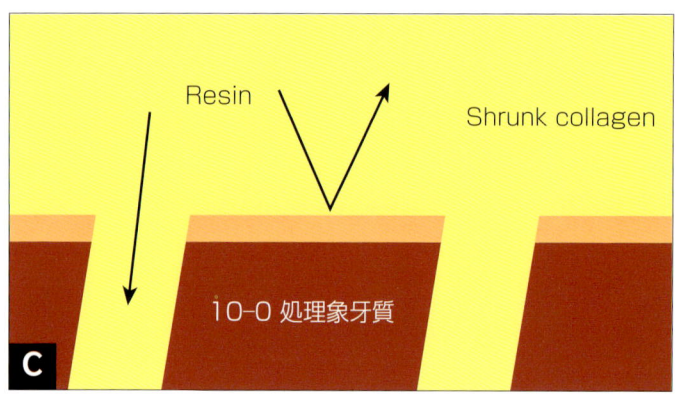
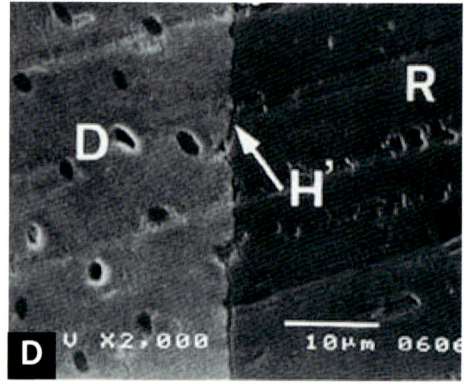

A. スミヤー層が脱灰除去された象牙質模式図
B. 象牙質（D）と硬化レジン（R）にはさまれている樹脂含浸象牙質（H）のSEM写真（超接着を示す）

C. スミヤー層が脱灰除去した後乾燥により収縮し，モノマー浸透性を喪失した脱灰象牙質の模様図
D. 象牙質（D）と硬化レジン（R）にはさまれている収縮コラーゲン層（H'）のSEM写真（密着を示す）

（中林宣男：超接着－象牙質との接着機構が教えてくれることより引用）

図25　象牙質レジン含浸層の形成機序 [43]

2　ウェットボンディング法
（図26，27，表3）
（Wet Bonding Method）

1) 1992年にKanca JやGwinnett AJによって提唱された方法で，欧米で広く普及した．

2) リン酸水溶液でエッチングすると象牙質のHAPが流出し，コラーゲン線維が露出する．これを乾燥すると収縮し被膜となってモノマーの浸透拡散を妨げる．

3) そこで水でぬれた状態のままとし，脱灰象牙質を収縮させずアルコールもしくはアセトン溶媒のプライマーを塗布し水とそれらを置換すると脱灰象牙質中にもモノマーが浸透拡散し樹脂含浸象牙質を形成し，それを介してレジン接着が可能となる．

4) アルコールやアセトンは本来揮発性が強いので象牙質外へ気散していくが，象牙質表面に浮き上がってきた水はエアーで吹いて除去する．

5) 最終的に「プライマー＋ボンディング」剤中の親水性モノマーのHEMA, BPDMおよびBi-GMA等のモノマーのみが残って樹脂含浸象牙質を形成する．

6）アルコールやアセトンをwater chaser／水追っかけ屋と呼ぶ．一度乾燥して再度水でぬらしても結果は同じで，再湿潤のことをre-moistとも呼ぶ．

7）ウェットボンディング法によるコンポジットレジン修復術式（2 Steps）

エッチング→水洗・溜まった水の除去→アドヒーシブの塗布・乾燥（プライミング・ボンディング）→光照射→コンポジットレジン塡塞→光照射

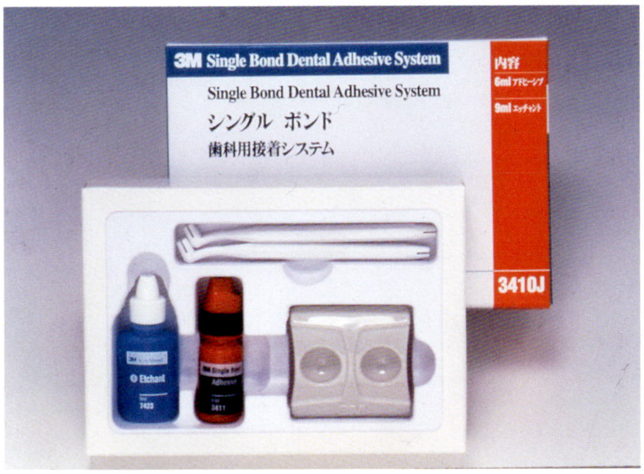

表3　Single Bond®の組成（3Mテクニカルガイドによる）

HEMA（親水性モノマー）
Dimethacrylates（多官能性メタクリレート）
Polyalkenoic acid copolymer（Vitrabond®のコポリマー）
Ethanol（エタノール）
Water（水）
Photoinitiator（光重合系起媒剤）

図26　ウエットボンディング材の例

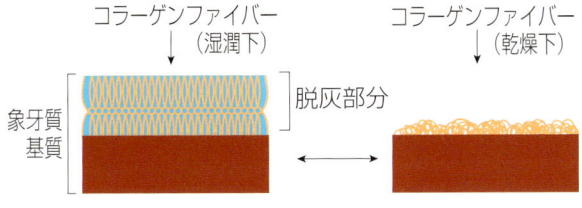

図27　エッチング後乾燥した時の脱灰象牙質 [52]

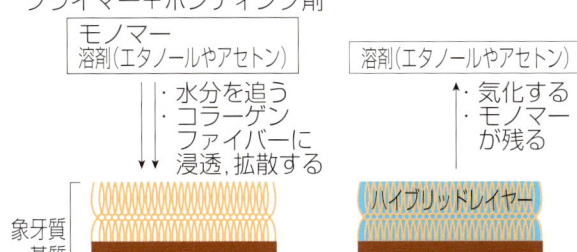

図28　ウェットボンディングのメカニズム [52]

3 セルフエッチングプライマー法
（図29～36）
（Self-etching Primer Method）

1) 強酸性の接着性モノマーによる歯質脱灰（エッチング）効果と，歯質改質（プライミング）効果を同時に兼ね備えているものをセルフエッチングプライマーという．最近は，これに歯質接着（ボンディング）効果も同時に兼ね備えたものも登場してきている．

2) 1993年日本のクラレ社が，世界に先駆けてセルフエッチングプライマーシステム／クリアフィルライナーボンドⅡ®を，1998年その改良型を市販した．以後，日本で広く使われてきたが，最近は世界的に普及しつつある．

3) すなわち，フェニルP，MDP等のリン酸モノマーにより歯質をマイルドに脱灰し，同時にモノマーを浸透拡散させ，1μm程度の非常に薄い樹脂含浸層を形成し，接着を図るものである．

4) セルフエッチングプライマー法によるコンポジットレジン修復術式

(1) 2 Steps方式

セルフエッチング・プライミング（2液性もしくは1液性）→ボンディング（1液性）→光照射→コンポジットレジン塡塞→光照射

(2) 1 Step方式

セルフエッチング・プライミング・ボンディン

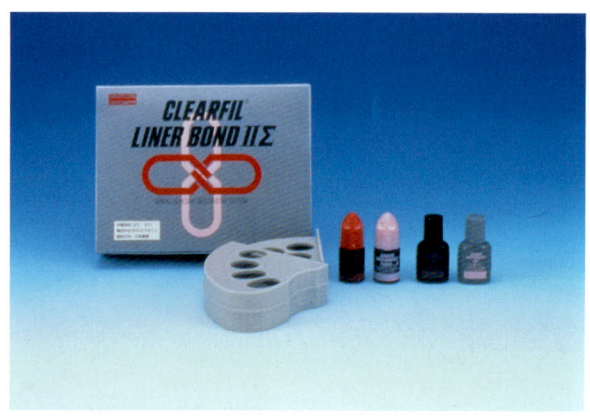

図29　セルフエッチングプライマー・ボンディングシステム
　　　クリアフィルライナーボンドⅡΣ®

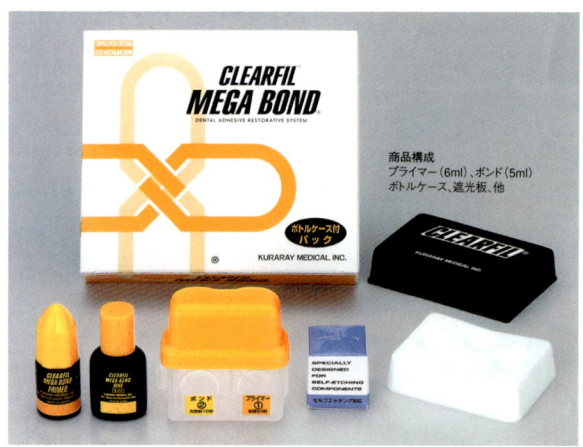

図30　クリアフィルメガボンド®
　　　ポーセレンボンディングキット

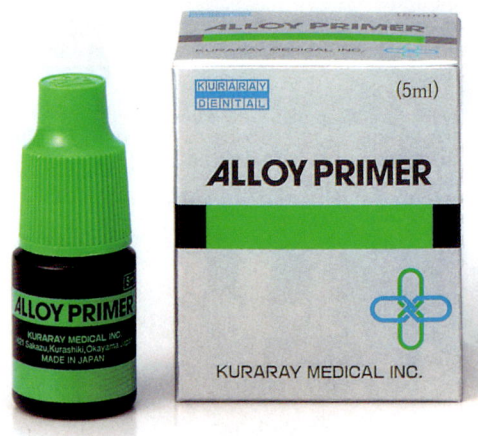

図31　金属の接着増強材　アロイプライマー®

グ（2液性もしくは1液性）→光照射→コンポジットレジン塡塞→光照射

5）ポーセレン金属修復への接着

（1）ポーセレンへの接着は，シランカップリング剤／シラン膜の形成・シロキサン結合が活用される．

用途：オールセラミックス修復，ハイブリッドセラミックス修復，コンポジットレジン補修修復

（2）金属への接着は，チオン系接着性モノマー[VBATDT／6-（4-Vinyl-benzyl-n-propyl）amino-1.3.5-triazine-2.4-dithione]と接着性モノマーの相乗作用を用い，貴金属合金および卑金属合金に対し活用される．

用途：メタル修復および前装破損部の補修修復

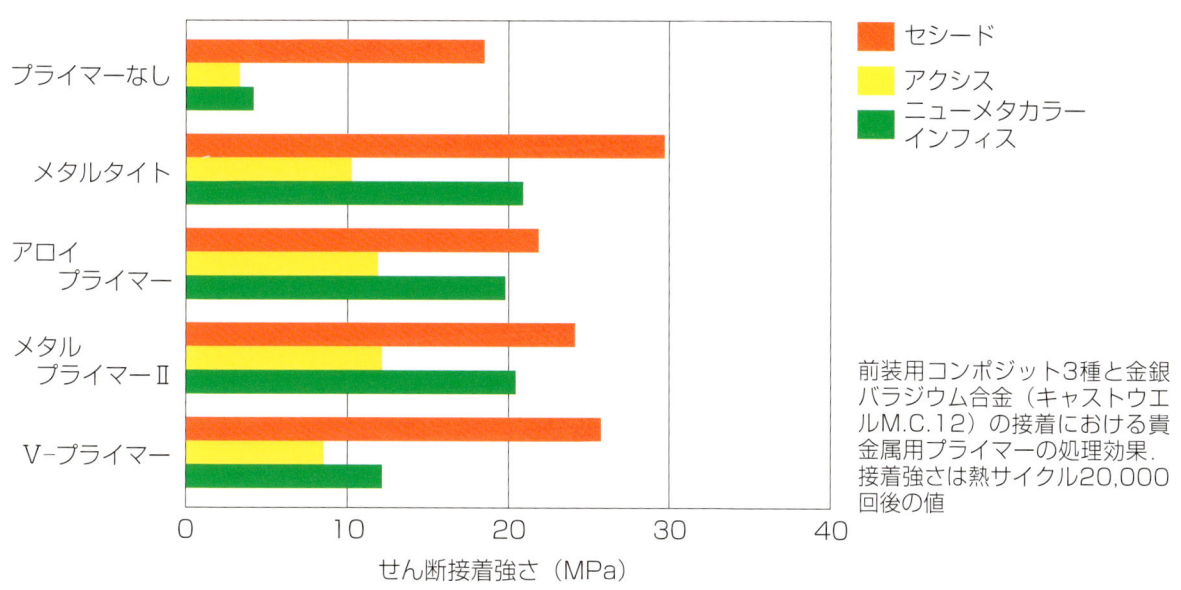

前装用コンポジット3種と金銀パラジウム合金（キャストウエルM.C.12）の接着における貴金属用プライマーの処理効果．接着強さは熱サイクル20,000回後の値

（松村英雄，熱田　充：歯冠色修復における接着技術；増原英一；歯科用接着性レジンと新臨床の展開，第1版，2001より引用）

図32　金属プライマーのせん断接着強さの比較

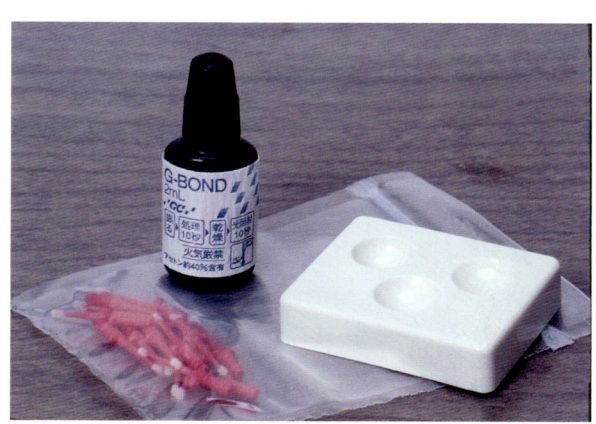

図33　可視光線硬化型1液性窩洞処理ボンディング材ジーボンド®

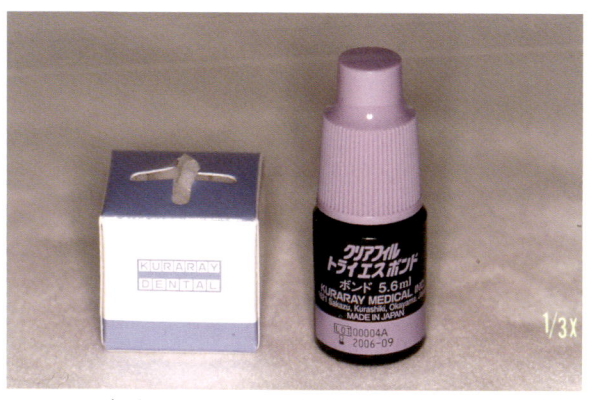

図34　可視光線硬化型1液性窩洞処理ボンディング材クリアフィルトライエスボンド®

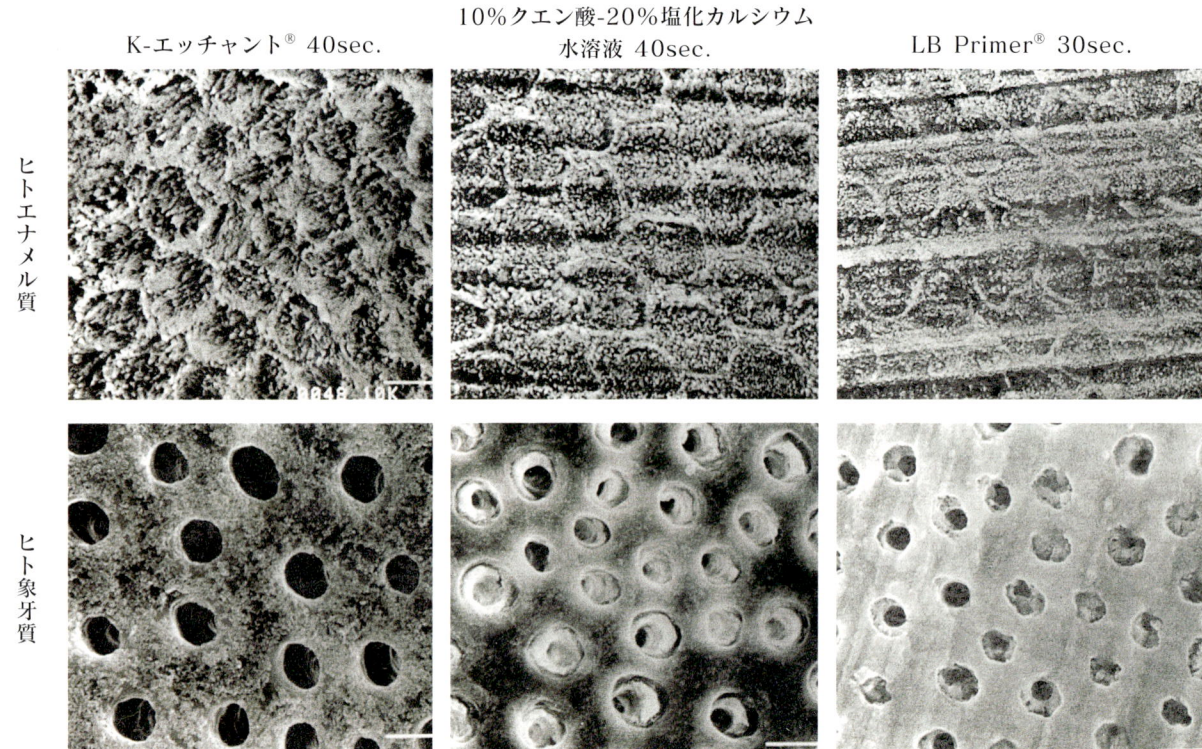

図35　3種処理剤の処理効果の比較　（コントロール: LB primer pH=1.4）[33]

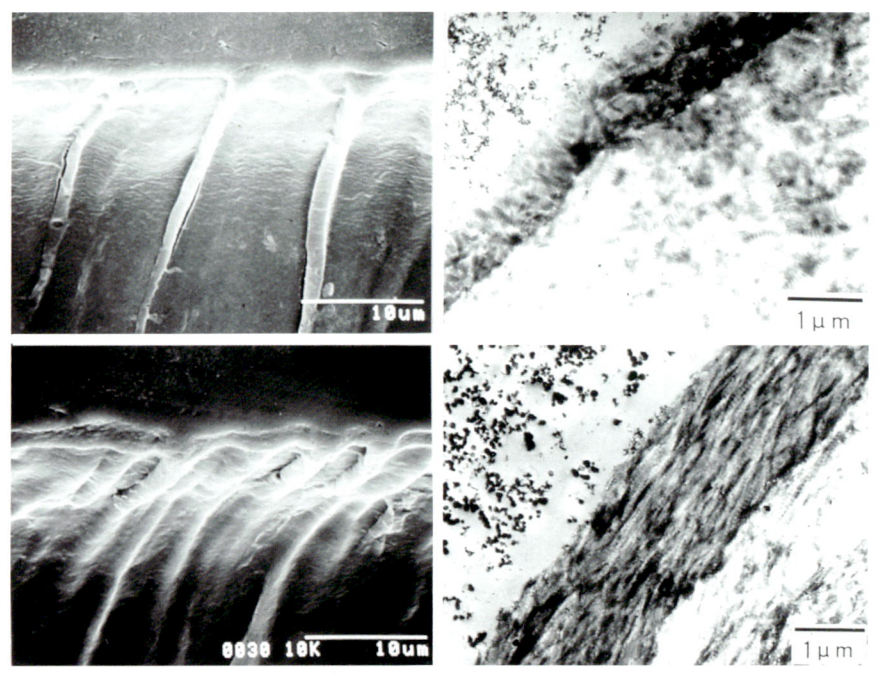

（Yamauchi J, et al : Development of a new bonding system より引用）

図36　象牙質接着界面の観察 (SEM, TEM)[33]

第2章　コンポジットレジン修復の臨床

Ⅰ. コンポジットレジン修復の適応症

3級や5級窩洞，歯頸部摩耗症，くさび状欠損，根面齲蝕，4級窩洞，切端破折，1級窩洞（前歯，臼歯の軸面や臼歯咬合面），2級窩洞，6級窩洞，着色歯やエナメル質形成不全歯，侵蝕症，矮小歯，歯間離開歯，補修修復（辺縁部変色（褐線），二次齲蝕，セラモメタルクラウンやダミーの修理，歯頸部金属の露出）動揺歯のスプリントなどが，適応症としてあげられる（図37）．また，ピンやポストを利用したコンポジットレジン築造修復にも使用される（図37）．

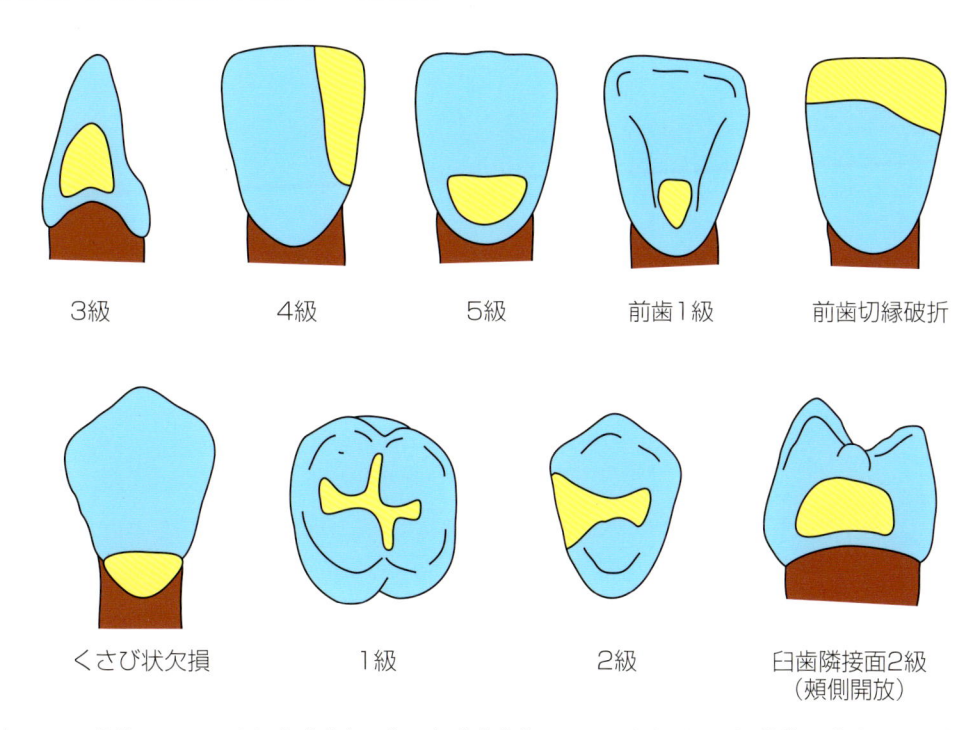

3級　　4級　　5級　　前歯1級　　前歯切縁破折

くさび状欠損　　1級　　2級　　臼歯隣接面2級（頬側開放）

（Ⅰ～Ⅲに掲載されている図は加藤喜郎：第7章 審美修復 6．コンポジットレジン修復の手順より引用）

図37　各種コンポジットレジン修復窩洞[37]

Ⅱ. コンポジットレジン修復窩洞

1　窩洞外形

齲蝕検知液®で赤染する齲蝕第一層を除去することによってできた範囲や，歯の破折部位を適当な形態に整理修正し窩洞外形とする．歯質削除は最小限にとどめ，不潔域・自浄域をベースとした予防拡大については考える必要はない．ただし，窩洞外形は小型であってもできるだけ緩性曲線とし歯の外形形態と調和し，填塞や仕上げ・研磨が容易かつ確実に行えて，対合歯との咬合接触部に窩縁がこないように認定する（図38，39）．

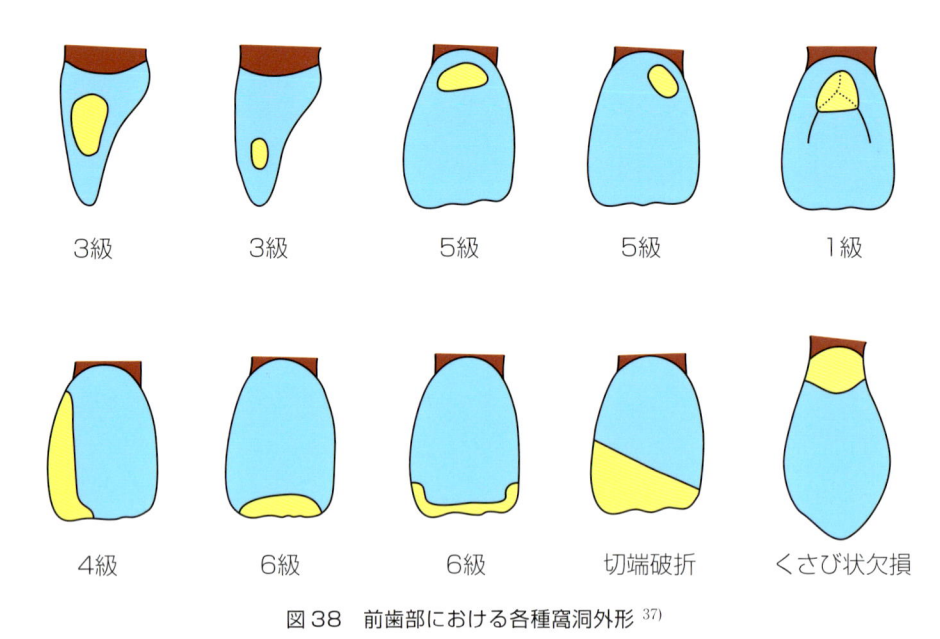

図38　前歯部における各種窩洞外形 [37]

3級　3級　5級　5級　1級

4級　6級　6級　切端破折　くさび状欠損

1級エナメル窩洞　1級エナメル・象牙質窩洞　1級単純窩洞　1級単純窩洞

1級複雑窩洞　咬耗窩洞　2級複雑窩洞　2級複雑窩洞

2級単純窩洞　2級複雑窩洞　歯頸部齲蝕窩洞　歯頸部齲蝕窩洞
（隣在歯なし）　（頬側開放）　　　　　　　　（環状齲蝕）

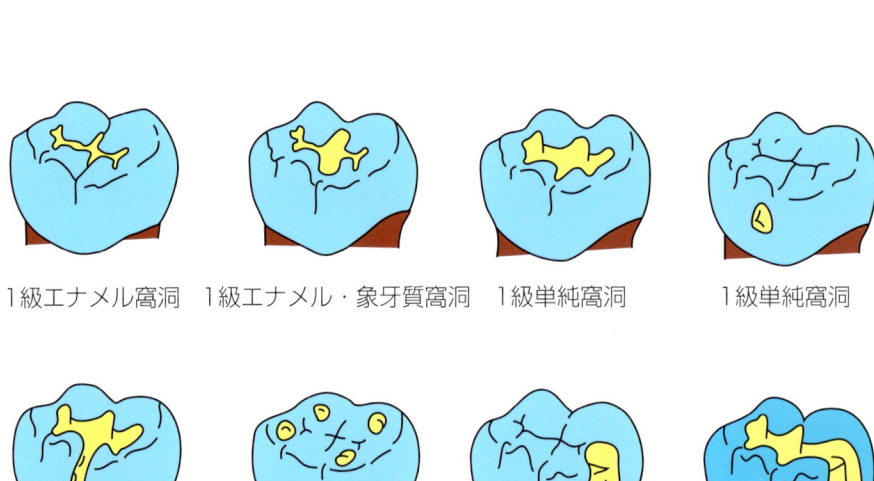

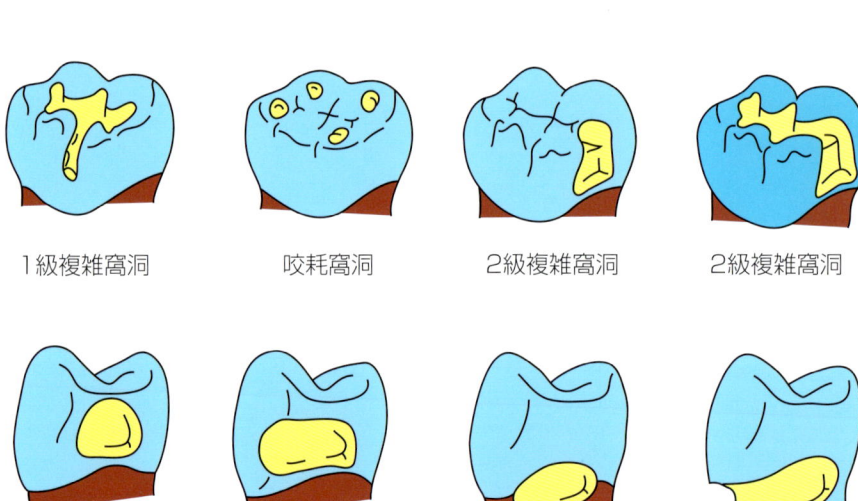

図39　臼歯部における各種窩洞外形 [37]

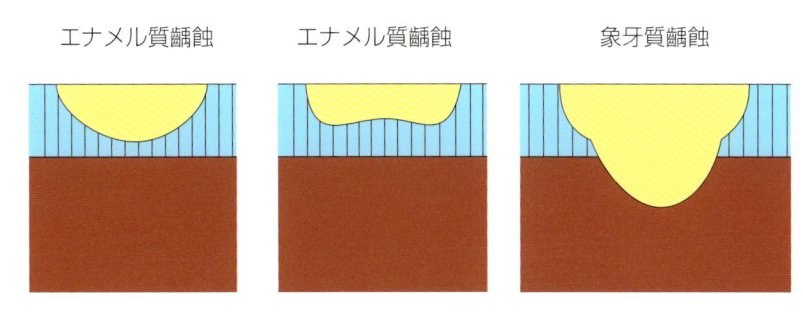

図40 齲蝕の範囲と窩洞の保持形態[37]

エナメル質齲蝕　　エナメル質齲蝕　　象牙質齲蝕

2 保持形態

皿型（saucer cavity）や椀型（bowl cavity）の窩洞形態とする（図40）．また，場合によっては罹患歯質を除去することによってできあがったままの不定形な窩洞形態とすることもある．エナメル質を可及的に広く多く残すように配慮し，被着面処理により保持力を最大限に発揮せしめるとともに，辺縁封鎖性の向上をはかる．そのためには，ベベル形成など窩縁形態の調整が必要である．

一方，歯頸部窩洞やくさび状欠損窩洞では歯肉側窩縁部にエナメル質がほとんどないか，全くないので，歯肉側窩壁象牙質には保持の強化やレジンのすべり防止の意味で，従来の#1/2ラウンドバーにより安定溝を形成する．

遊離エナメル質は，咬合力が直接強くかからない部位では残した方が有利である．内面を被着面処理することによりレジンとで接着裏層してその強化を図る．

3 抵抗形態

修復物と歯質の両側から破壊防止対策を講ずる．
前方歯では修復物に直接咬合力が加わらないように窩洞の設計をするが，加わるような場合にはある程度以上の厚みを与える．特に4級や切端破折の場合にこのことが必要である．修復物窩縁部が薄くなったり（60〜90°あれば理想的であるが，条件によって薄くなっても最低45°以上の厚みは確保す

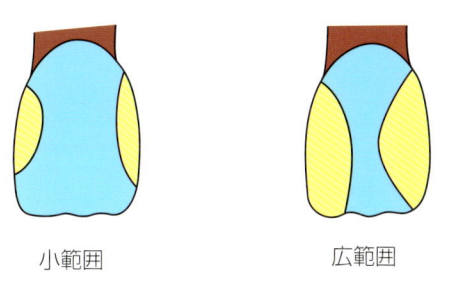

小範囲　　広範囲

図41 遊離エナメル質の位置と広さの比較[37]

るようにする），窩縁を越してフェザーエッジ状の仕上げをしないことが大切である．

遊離エナメル質の残置は，前述のようにレジンと一体化し有利な点もあるが，それが広くなるにつれ，咬合力やレジンの重合収縮力によって引っ張られてエナメル質亀裂や破壊が発生することがあるので，その残置については臨床的に十分検討して判断する必要がある（図41）．また，臼歯咬合面などでは，対合歯との咬合接触部に窩縁を設定しないようにして，窩縁破折を防止しなければならない．

4 便宜形態

主として3級や2級窩洞に必要である．隣接歯にある齲蝕の修復には必ず歯間分離を行った後，形成や塡塞操作を行わなければならないが，それでも必要に応じて最小限の便宜拡大が必要である．

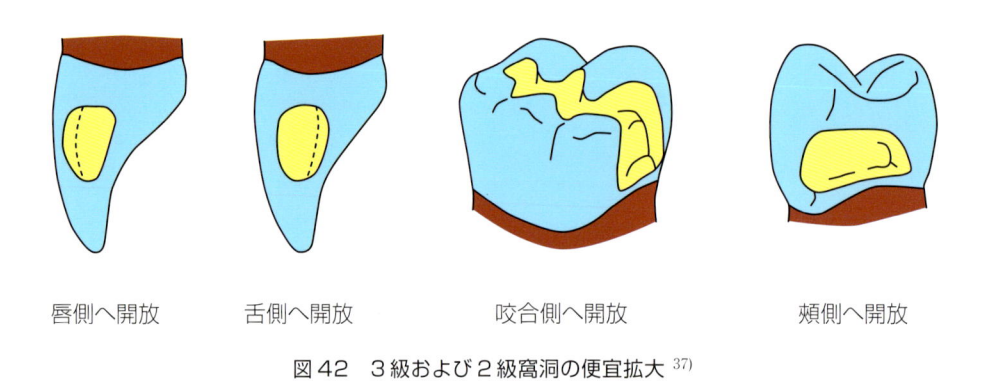

| 唇側へ開放 | 舌側へ開放 | 咬合側へ開放 | 頰側へ開放 |

図42　3級および2級窩洞の便宜拡大 [37]

| ノンベベル | ショートベベル | シャンファーベベル | ラウンドベベル |

図43　エナメル質の窩縁形態 [37]

　前方歯では舌・唇側方向に，臼歯部では咬合側もしくは頰側方向に便宜拡大する．特に小臼歯の隣接面窩洞では，2mmぐらいの歯質が咬合側の辺縁隆線部に残っている場合は，頰側方向に開放する2級窩洞とする傾向にある．また，咬合面から隣接面へ向かって直接掘り込むトンネル窩洞を推奨する場合もある（図42）．

5　窩縁形態

　エナメル質の接着面積を広くして保持力を強化し，辺縁封鎖性の向上を図り，エナメル小柱の劈開性と接着性レジンの重合収縮力とに起因する窩縁周囲の亀裂発生防止などのために，適正な窩縁形態の調製が必要である．

　エナメル質窩縁部では，窩壁は小柱と平行とせず，ショートベベル，ラウンドベベル，シャンファーなどを形成し，若干外開き形態とする（図43）．

　窩縁隅角は90〜120°ぐらいに収るように調整する．この場合は修復物縁端部の厚みが90〜60°ぐらいに確保される．歯頸部のくさび状欠損窩洞などの歯肉側窩縁部で窩縁隅角が大きくなる場合もあるが，この場合でも最大限135°以上にならないように注意する．

　4級や切端破折窩洞では一層の保持力の強化や移行的カラーマッチングによる審美性の向上をねらって，ベベルやシャンファー形成を行う．

Ⅲ. コンポジットレジン修復窩洞の形成法

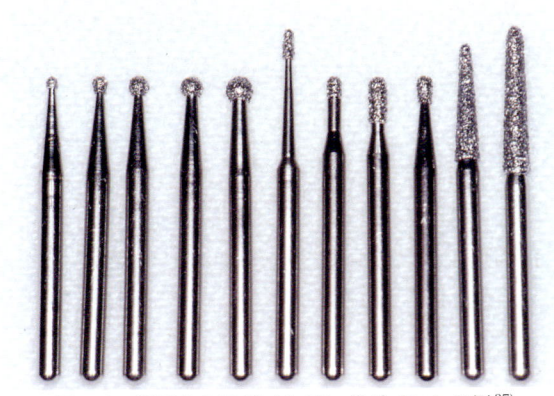

■1 窩洞形成用ダイヤモンドポイントと手用切削器械（図44, 45）

図44 頻用されるダイヤモンドポイントの例[37]
左から FG# F440R, 440SS, 440S, 440, 340, NN-E, 412R, 413R, 462R, 201R, 102R

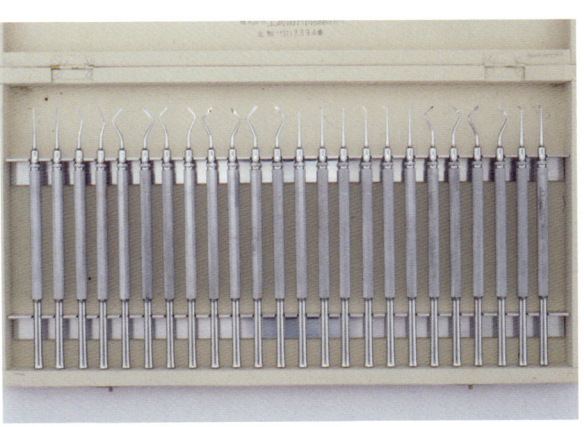

図45 24本組み手用切削器械（日本歯科大学，加藤式）[37]

■2 図でみる窩洞形成法の概要
（図46〜56）

1. 3級，5級および軸面1級窩洞

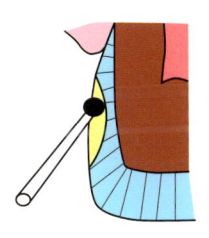

エナメル質窩洞　エナメル・象牙質窩洞　エナメル質窩洞　エナメル・象牙質窩洞　横断面

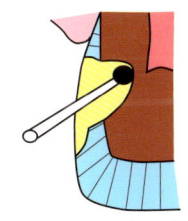

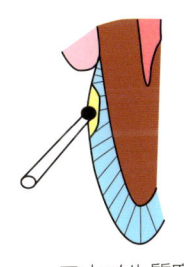

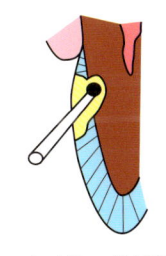

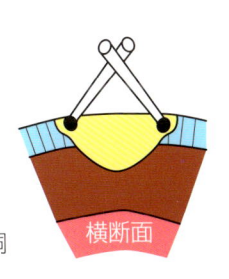

図46　3級窩洞形成[37]　　　　　　　　図47　5級および軸面1級窩洞の形成[37]

第2章　コンポジットレジン修復の臨床　33

2. 2級窩洞

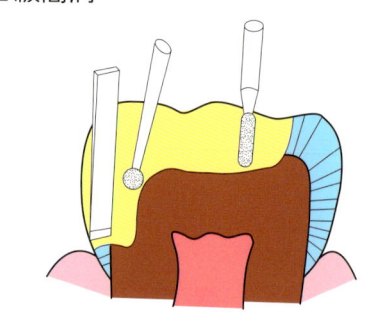

図48 咬合側便宜拡大を伴う2級窩洞の形成[37]

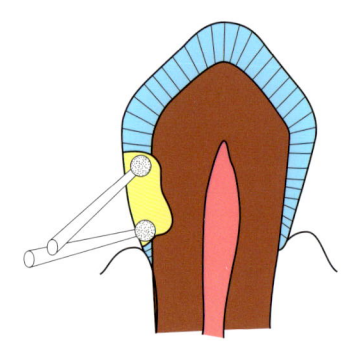

図49 頰側便宜拡大を伴う2級窩洞の形成[37]

3. くさび状欠損および根面齲蝕窩洞

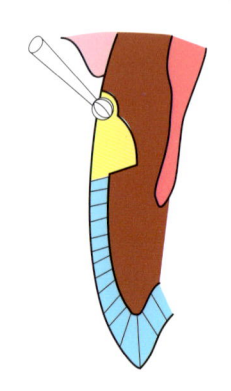

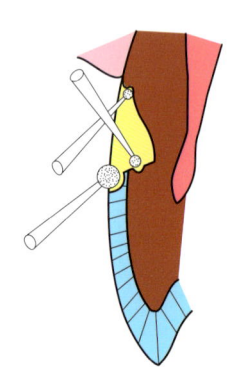

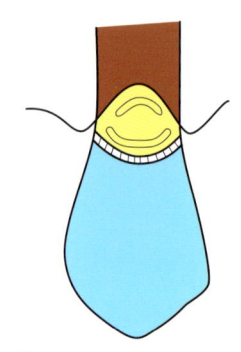

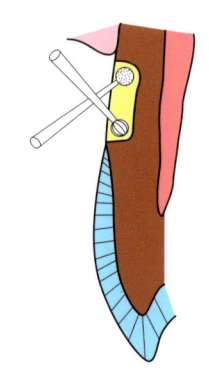

図50 くさび状欠損窩洞の形成[37]

図51 根面齲蝕窩洞の形成[37]

4. ベニア修復および歯間離開閉鎖のための窩洞
A：唇頰側のプレパレーションの仕方；FG ＃ 440SSにて格子縞状にガイドグルーブを形成する
B：上顎前歯はFG ＃ 201R(D)でエナメル質を約0.5mm削除する．切端部は少なめがよい
C：下顎前歯では唇側切端部をわずかに残して削除する（咬耗防止，ファセット確保）

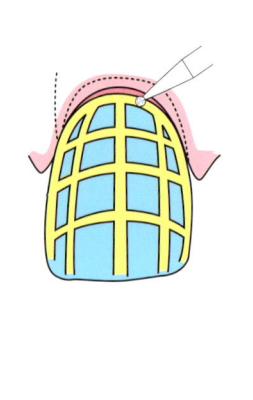

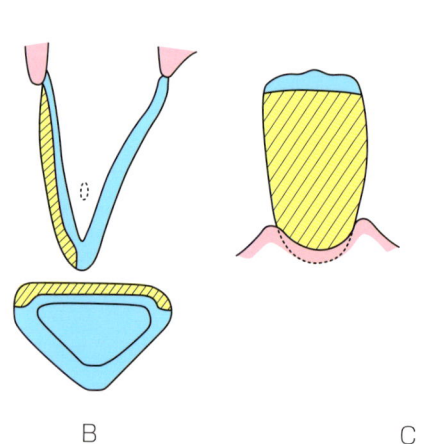

A B C

図52 ベニア修復窩洞の形成[37]

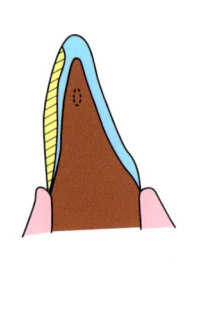

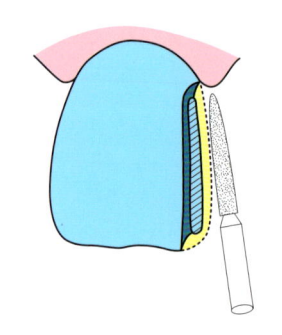

図53 歯間離開閉鎖のための窩洞形成[37]

5. 消耗性窩洞

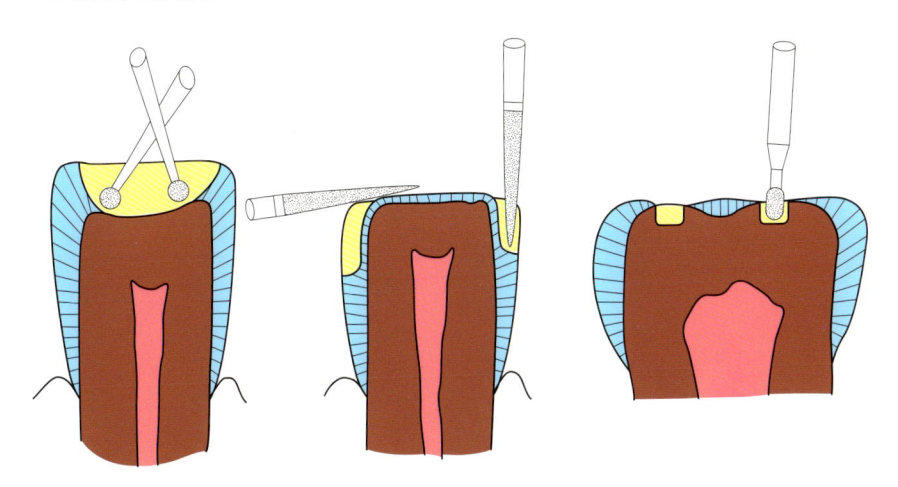

図54 消耗性窩洞の形成[37]

6. 補修修復および支台築造窩洞

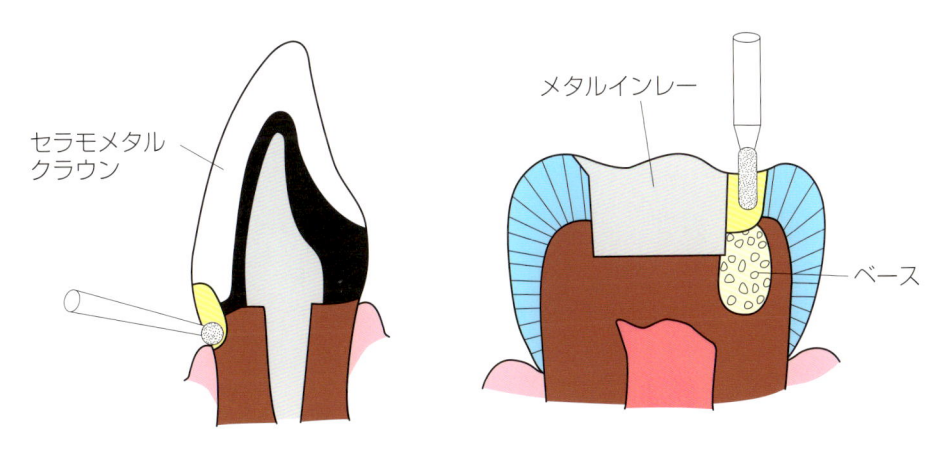

図55 補修修復窩洞の形成[37]

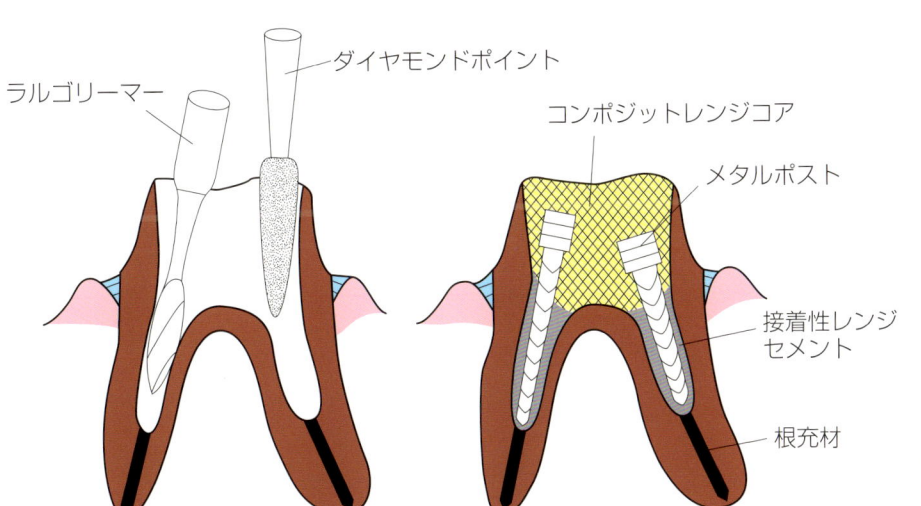

図56 支台築造窩洞の形成[37]

(図46〜56, 加藤喜郎：生物学的接着修復　1．基本術式編および保存修復学　第2版より抜粋)

第2章　コンポジットレジン修復の臨床　**35**

Ⅳ. 歯髄保護法

1．歯髄保護（第1章-Ⅳ-14)-(1)(2)：P17）の項を参照する．
2．接着性レジンによる歯髄保護法／直接歯髄覆罩法

1　直接歯髄覆罩法の目的

齲蝕罹患歯質の除去や窩洞形成などによって生じた小さな偶発的露髄部に対し，接着性レジンを直接塗布・被覆することによって創面を保護し，傷外を最小限に止めるとともに，露髄部を積極的に被蓋硬組織で修復し，歯髄の保存を図る治療法である．すなわち，水酸化カルシウムおよびその製剤に代表される従来からの直接歯髄覆罩剤を使用せず，直接歯髄覆罩から修復までを，接着性レジンもしくはレジン系材料を適材適所に使って，生活歯の状態を堅持しながら歯質との一体化修復を図ろうとするものである．

Brännströmらによって，歯髄刺激の原因は辺縁漏洩に伴う細菌侵入であると指摘されて以来，レジンの歯髄刺激に対する考え方は大きく変化した（図12）．その後の動物実験やヒトによる臨床経過観察でも，適正な接着性レジンを選択使用すれば，歯髄刺激は極めて少なく，水酸化カルシウムと比較して創面の初期の治癒態度は若干遅れるものの，最終的にはほぼ同様の割合で被蓋硬組織を形成し露髄部が閉鎖されることが確認されている．

2　直接歯髄覆罩法の適応症と禁忌症

基本的には従来法の診断基準と同一である．
1．適応症
1）外傷歯の露髄で新鮮な症例．
2）窩洞形成時フェザーカッティングされた露髄で，周辺が健全象牙質の症例．
3）臨床的健康歯髄．炎症があっても可逆性で歯髄充血以内の歯髄炎の症例．
4）露髄径があまり大きくない症例．
2．禁忌症
1）外傷歯の露髄で陳旧な症例．
2）窩洞形成時オーバーカッティングされた露髄で，周辺に感染象牙質が残っている症例．
3）露髄径がおおむね2.0mm以上の大きな症例．
4）歯髄充血以上で，不可逆性歯髄炎がある症例．

臨床診断と病理診断とを一致させることは困難である．適応症と診断して実施しても失敗することがあり，禁忌症（深在性齲蝕：潰瘍性歯髄炎）と診断した症例でも，患者了解のもとで実施して，成功することもある．要は"やってみなければ分からない"ところがあり注意を要する．

3　直接歯髄覆罩効果が期待できる接着性レジン

私共の講座の研究成績を中心にこれまでの成績を要約すると，現状では次に掲げる製品（若い番号ほど）が推奨される．厳密にはこれらの内でも，マテリアル・テクニック・センシティブな点が存在するので，選択使用にあたって十分注意する必要がある．

①クリアフィルライナーボンドシステム®（クラレ）
②ライナーボンドⅡ®Σ（クラレ）
③メガボンド®（クラレ）
④ワンステップ®（ビスコ）
⑤パーミボンド®F（デグッサAG）
⑥ワンナップボンド®F（トクヤマ）
⑦スーパーボンド®C＆B（サンメディカル）

4 直接歯髄覆罩術式（図57-a〜k）

1) 必要に応じて局所麻酔を行う．
2) ラバーダム防湿後，ヨードチンキと70％アルコールで施術野の消毒を行う．
3) 齲窩の開拡，罹患歯質の除去
　窩洞形態を整え，罹患部はできるだけ完全に除去する．
4) 露髄・窩洞面の次亜塩素酸ナトリウム処理
　AD-Gel®（10％NaClOゲル：クラレ）を塗布し，1〜5分間処理する．これにより，創面の止血，殺菌，清掃（象牙細管中清掃を含む），整頓および象牙質との接着強化等を図る．
5) 交互洗浄
　6％NaClO水溶液（ピューラックス®：オーヤラックス）と3％H₂O₂（オキシドール®：ヨシダ）で交互洗浄，滅菌生理食塩液（アイソトニックソディウムクロライドソリューション®：ヒカリ）と滅菌蒸留水で洗浄後，滅菌綿球と弱圧エアで可及的丁寧に乾燥する．
6) 露髄面の直接歯髄覆罩および窩洞面の被着面処理
　メーカー指定の方法に準じ，エッチング，プライミング，ボンディング等の各操作は，通常の歯冠修復時と同様に行う．
7) コンポジットレジン修復
　低粘度レジン塗布・硬化後，通法通り接着性コンポジットレジンで修復を行う．症例によっては，1〜3カ月の経過観察を行ってから最終修復に移行する時がある．
　最終修復の選択は患歯の条件によって種々決定されるべきであるが，窩洞形態が複雑で大きな症例では，技工操作が活用でき，重合収縮による影響が少なく，長期にわたって辺縁封鎖性がよいコンポジットレジンインレー等の選択も考慮されるべきである．

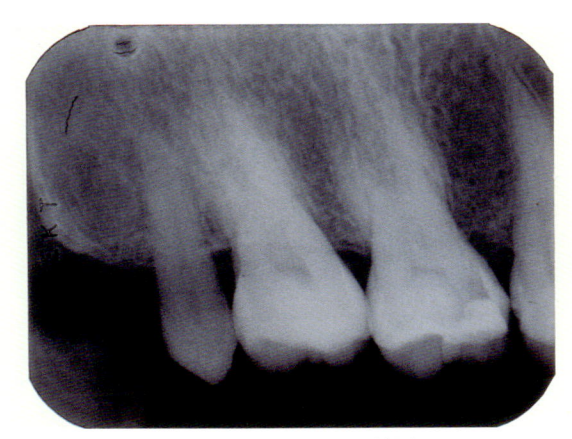

図57-a　術前エックス線所見
患者：51歳，女性．術前臨床診断名，6⌋ C₃潰瘍性歯髄炎
接着性レジンシステム：クリアフィルライナーボンドシステム®，フォトクリアフィルポステリア®
経過観察期間：3年7カ月

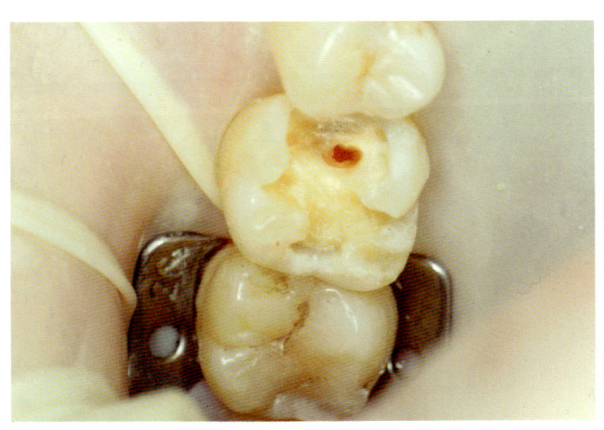

図57-b　ML髄角φ2.0mm　露髄（無麻酔）

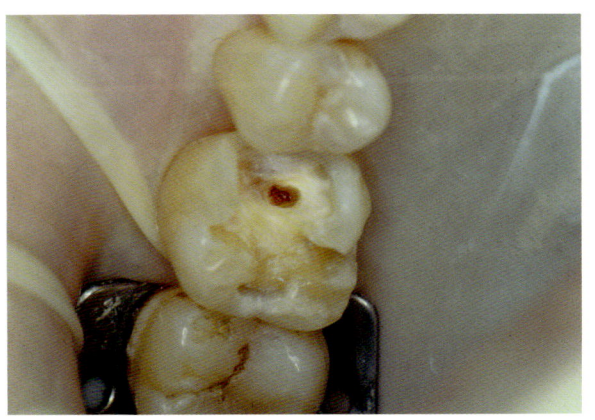

図57-c　10%NaClO Gel-5 min. 塗布, 3%H₂O₂-6%NaClO
交互洗浄，滅菌生食水・蒸留水で洗浄・乾燥

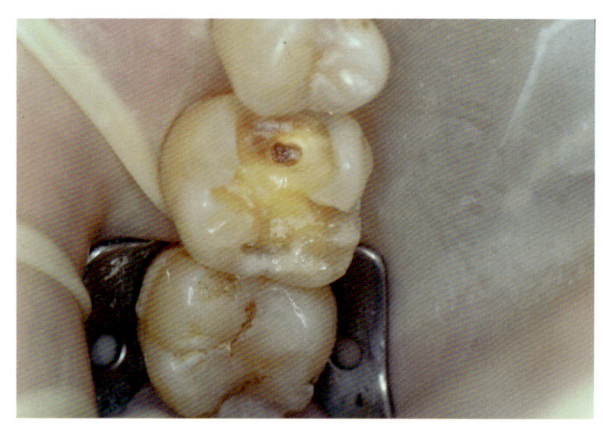

図57-d　LB primer®塗布-30 sec.
塗布，乾燥（蛋白凝固で露髄面白化）

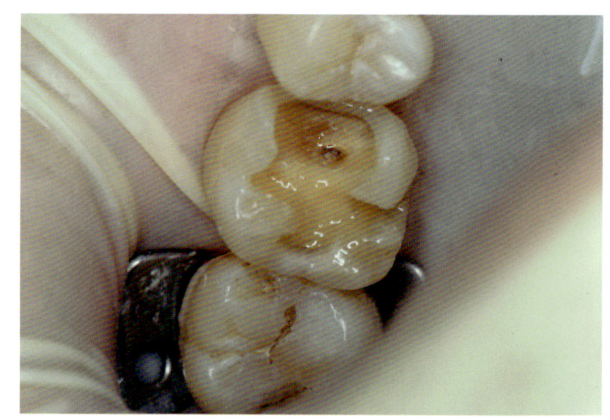

図57-e　LB Bond®塗布：20sec.光照射.
Protectliner®塗布：20sec. 光照射

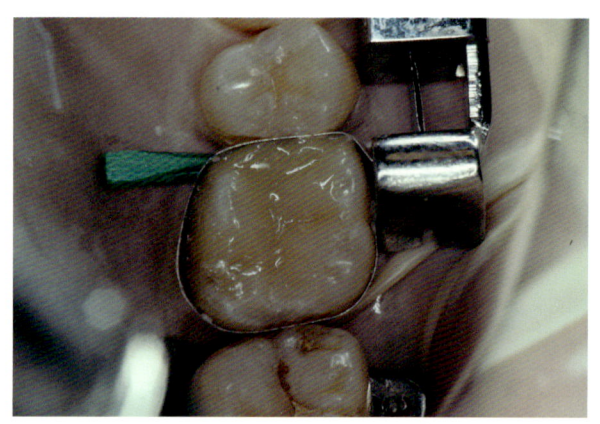

図57-f　PhotoClearfilPosterior®（G）填塞
（3回分割積層充填）

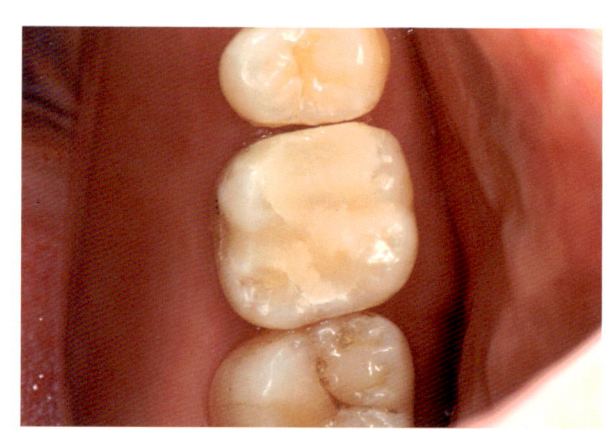

図57-g　修復直後（ミラー像）

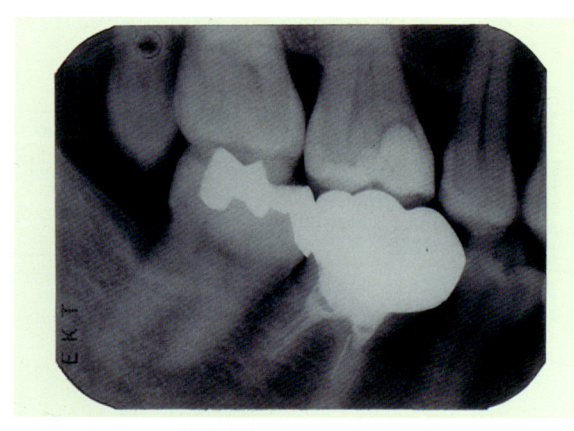

図57-h　修復直後エックス線所見（咬翼撮影）

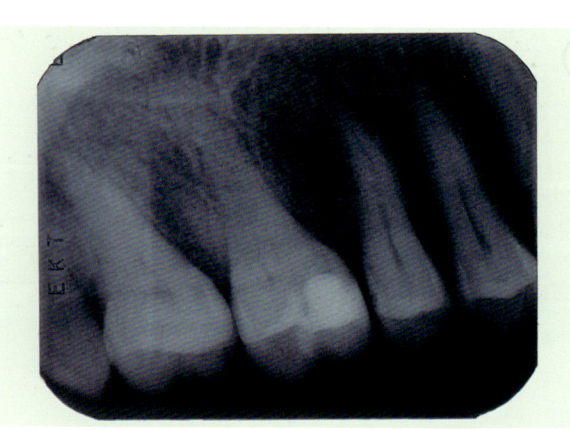

図57-i　修復直後エックス線所見（等長撮影）

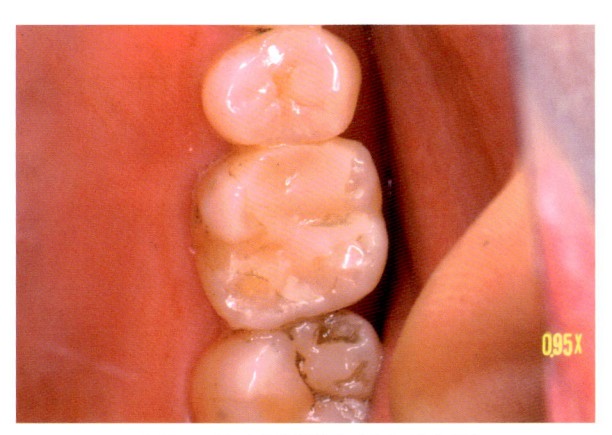

図57-j　臨床経過所見（3年7カ月） 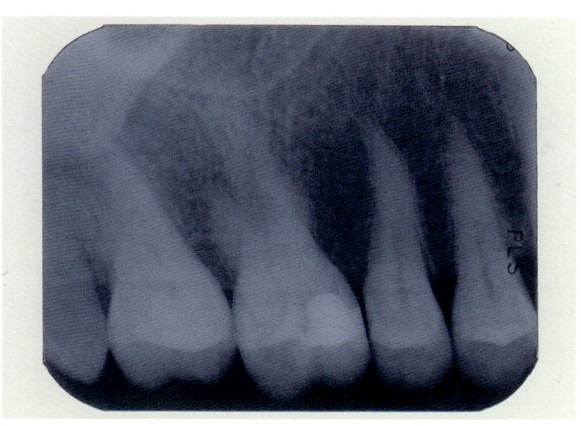　　　　図57-k　エックス線所見（3年7カ月）

（図57a～57kは，日本接着歯学会編：接着歯学；第1版2002, Katoh Y: Hybridized capping effect of two step bonding system and Ca(OH)2 to exposed pulp, Ishikawa T et al: Proceeding of the Inter. Confer. on Dentin/Pulp Complex 2001より引用）．

5　直接歯髄覆罩後の治癒機転

　臨床条件がすべて整った状態で接着性レジン直接歯髄覆罩が行われると，硬化レジン直下で歯髄は安静な環境下に置かれ，露髄の修復性変化を開始する．病理組織学的には，炎症の消退，基質形成，石灰化，被蓋硬組織の形成の順序で治癒が進行する．これらの変化は，一般に露髄周囲の髄壁象牙質付近で始まり中央部に進展するが，しばしばそれより離れた部位に小点状，小塊状，島状として分離独立して発現し，時間的経過に伴ってそれらが相互に連結し，発展して完全な被蓋硬組織を形成し露髄部創傷が治癒する．

　被蓋硬組織は，骨様，線維性および歯細管構造のある真性象牙質が渾然となって形成されるが，形成速度は水酸化カルシウムおよびその製剤と比較した時，直後から90日までの比較的初期の経過期間内では若干遅い傾向にある．しかしながらさらに長期間経過すれば両者間に差は無くなるものと推察される（図58）．

　また，被蓋硬組織形成後の歯髄容積は，界面に壊死層を作らないので水酸化カルシウムおよびその製剤のように著しくへこんで，小さくならない利点がある．

6　直接歯髄覆罩後の予後成績

　直接歯髄覆罩後の成功率は80～90％とされている．私共の講座の臨床成績では，接着性レジンで直接歯髄覆罩を行った平均4年経過後の臨床成績の良好例は，約90％でほぼ同様の成績が得られている．しかしながら，間接歯髄覆罩と比較して，露髄があるぶん，歯髄は機械的・化学的侵襲を受けやすく，予後の結果も悪くなりやすい．患歯の条件によっては極力暫間的間接歯髄覆罩（IPC）法を活用して，露髄の危険性を避けるべきである．

7　接着性レジン直接歯髄覆罩後の臨床経過の良否を決定する因子

　図59に臨床経過の良否を決定する要因を図示する．

　1）歯髄の状態は，健康歯髄もしくは臨床的健康歯髄であって自発痛の既往がないものがよい．自発痛の既往があるものは，それが間歇性であっても，特に度々繰り返した既往があるものは一般に転帰が悪い．当然，歯髄感染のあるものも不良の転帰をとることが多い．不良の転帰をとるものは，術後一定期間経過後に（2～3週間から数カ月間後），さら

に進行した歯髄炎症状や急性根尖性歯周炎症状を惹起して抜髄もしくは感染根管治療の転帰に至る.

2）窩洞形成にあたっては，硬組織切削時の一般原則を厳守し，フェザーカッティング状の露髄創面の場合は経過が良い．注水冷却が不十分で深部に向かってオーバーカッティングされた傷害度の大きな創面は，一般に転帰が悪い．切削時には，常に直視もしくはミラーによる間接視を行って精密切削を心掛けるべきである．

3）ラバーダム防湿下で感染歯質を完全に除去し，露髄部ならびに窩洞面が終始制腐的に処置されたものは経過が良い．感染歯質を取り残したり，窩洞面や露髄面を唾液や浸出液によって汚染させたり，細菌感染させたりしたものは経過が悪い．

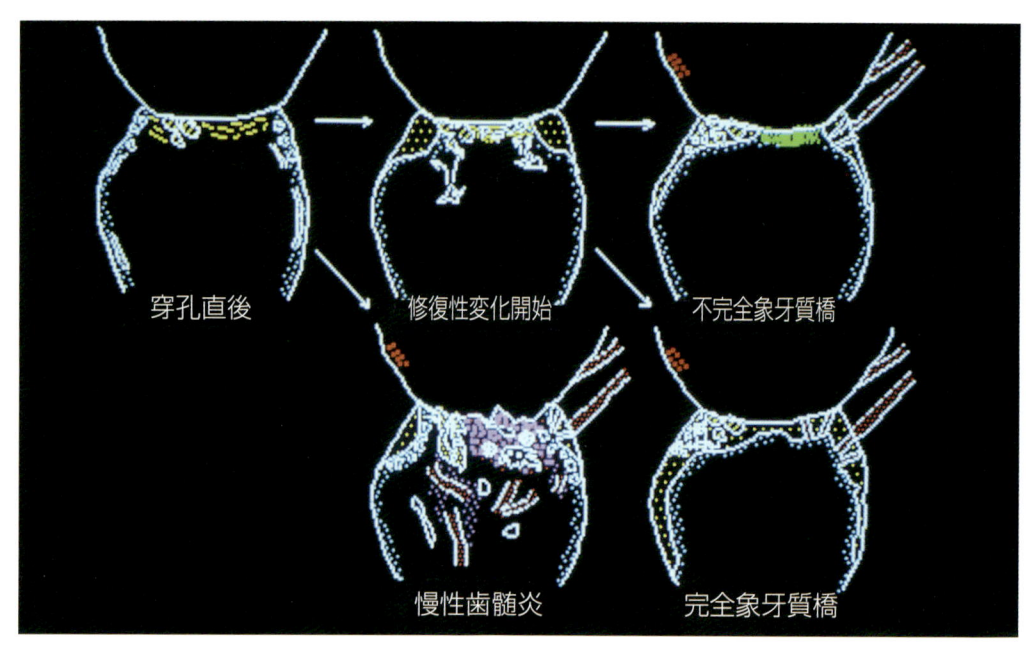

図58　レジン直接歯髄覆罩症例の病理組織学的転帰（3カ月経過）[66]．上段：経過良好，下段：経過不良

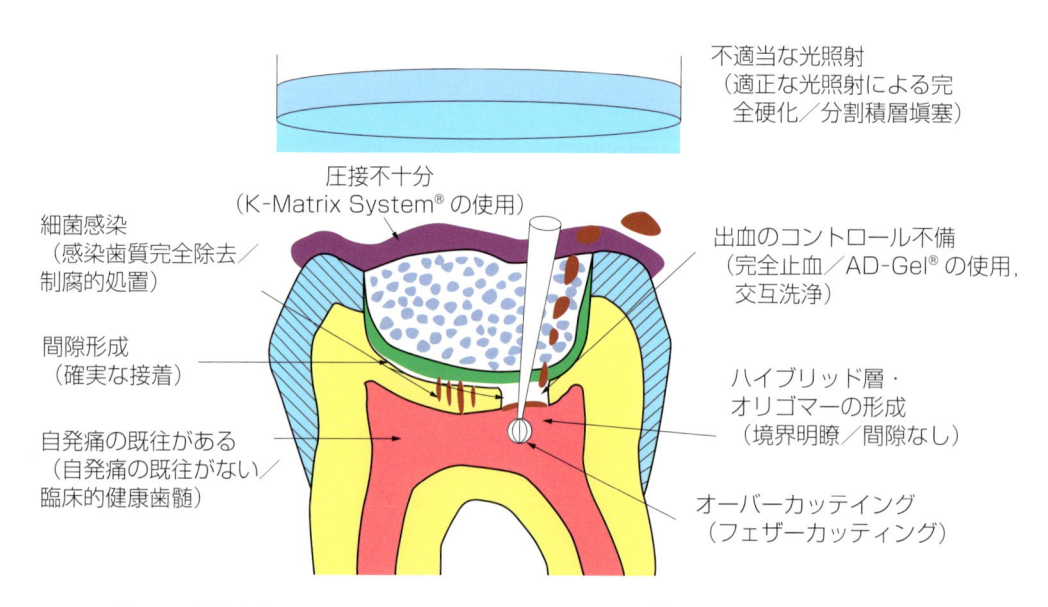

図59　直接歯髄覆罩後の臨床経過の良否を決定する因子[66]．特に（　）内は良好因子を示す

4) AD-Gel®の効果的使用や交互洗浄を適正に行って，露髄面からの出血や浸出液を確実に制止できたものは経過がよい．それらのコントロールが不備なものは経過が悪い．

5) 接着性レジンと露髄面とは間隙を作ることなく境界明瞭に相接し，確実に硬化して創面を被覆保護して歯髄の安静を図れたものは経過がよい．接着性レジンが歯髄組織中に拡散し，未重合モノマーやHEMAオリゴマーなどが混在した歯髄ハイブリッド層を形成したものは，一般に治癒が著しく遅延したり予後経過が悪くなったりする．少なくとも修復直後にマクロファージが出現し歯髄組織中に拡散したレジンを貪食・排除しようとする．

6) コンポジットレジン修復をする場合は，常にマトリックスやストリップ等で圧接し，加圧下で重合硬化させ修復物を調製する．このことにより窩壁適合性，辺縁封鎖性ならびに解剖学的・機能的形態に優れ，より長期にわたって臨床的予後が期待できる修復歯となる．填塞・形成器だけを使って修復したものは圧接不十分で経過も悪い．

7) 窩洞が深い場合には，分割積層填塞を行い適正な光照射によって，完全硬化を図ることが肝要である．また窩洞形態によってはコンポジットレジンインレーによる修復も推奨される．

8) 窩壁と修復物は確実な接着で結合し，間隙を作ってはならない．間隙形成は辺縁漏洩に伴う種々な臨床的不快事項を誘発して予後経過を悪くする．

8　歯髄覆罩法の模式図

図60〜64に歯髄覆罩法の従来法，接着性レジン法および両者の併用法を示す．

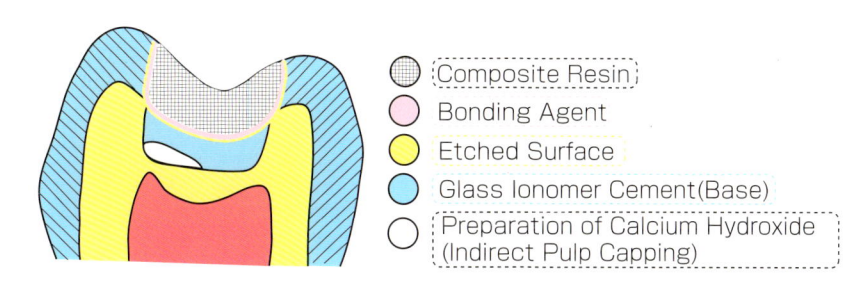

図60　従来型の水酸化カルシウムによる深在性窩洞における間接歯髄覆罩法[66]

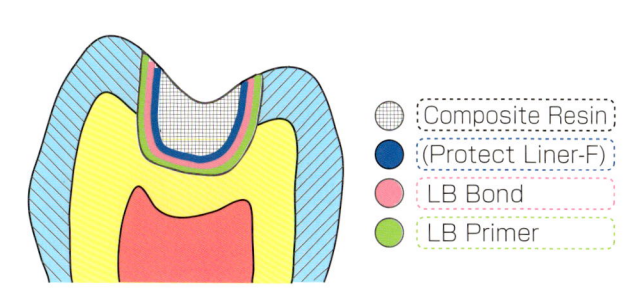

図61　接着性レジンによる深在性窩洞の間接歯髄覆罩法[66]

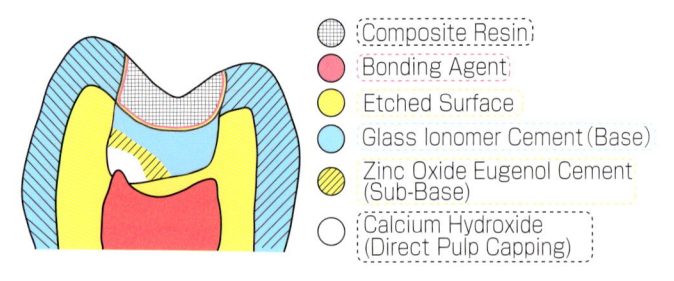

図62　従来型の水酸化カルシウムによる露髄窩洞の直接歯髄覆罩法[66]

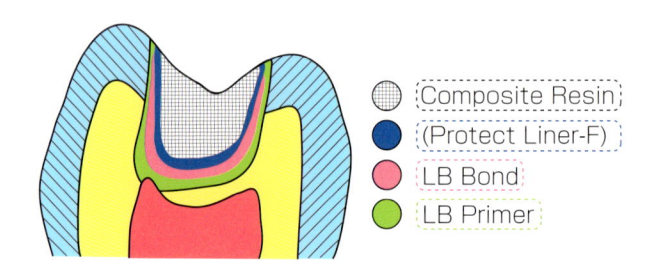

図63　接着性レジンによる露髄窩洞の直接歯髄覆罩法[66]

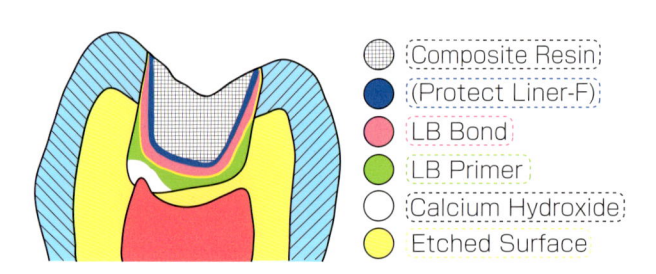

図64　水酸化カルシウムと接着性レジンによる露髄窩洞のハイブリッド直接歯髄覆罩法[66]

V. 窩洞面処理法

1．歯質接着を図るための窩洞面処理法の種類（第1章-Ⅳ-1～3：P15～26）の項を参照する．

Ⅵ. 色調の選択・練和・填塞法

1 色調の選択

シェードガイドで適合色を選択する．ユニットチェアーの照明ライトを切り，十分に明るい自然光線下もしくは色合わせのための専用ライト：シェードマッチングライトを使うと合わせやすい（図65, 66）．

2 練和・填塞法

1．化学重合型コンポジットレジン

1）2 paste typeでは，練和棒の両端でuniversal pasteとcatalyst pasteを採得して練和紙上に置く（図67）．

2）症例によっては，tinted universal pasteを適宜加える（図67, 68）．

3）空気混入を避けながら練和する（図69）．

4）填塞・形成器やCRシリンジで練和物を採得し窩洞に填塞，マトリックスやストリップスで加圧し，硬化を待つ（図70～74）．

2．可視光線型コンポジットレジン

1）シリンジやコンピュールから適合色のpasteを取り出して窩洞に填塞し，マトリックスやストリップスで加圧する（図75～81）．

2）可視光線を照射して，コンポジットレジンの重合を図る．スローセッティング方式の照射が好ましい．

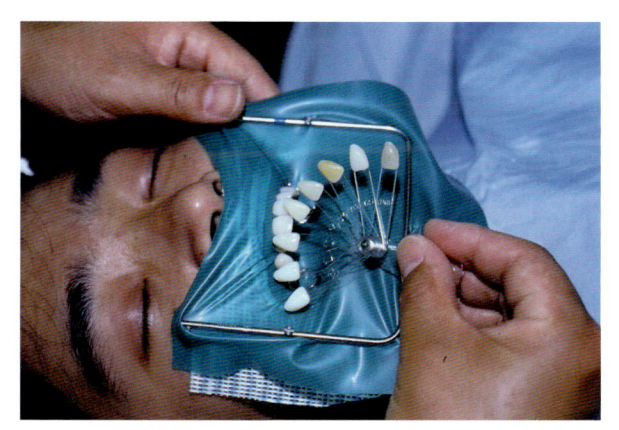

図65　適合色の選択

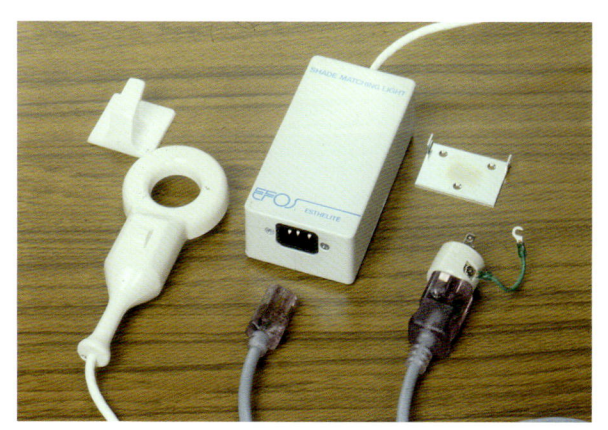

図66　シェードマッチングライト

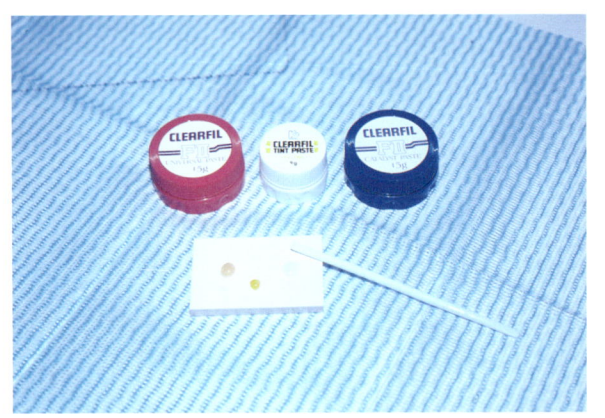

図67 化学重合型コンポジットレジン
（2 paste type／Yellowを足してある）

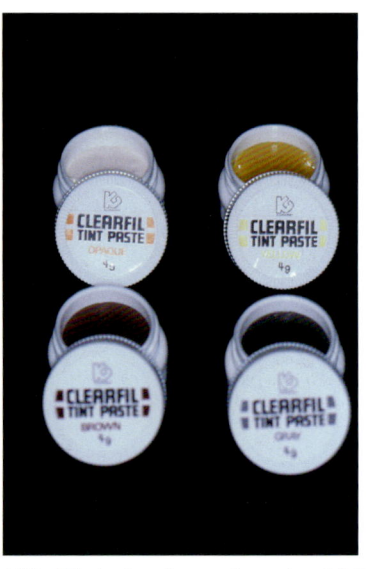

図68 Tinted universal paste（4色）

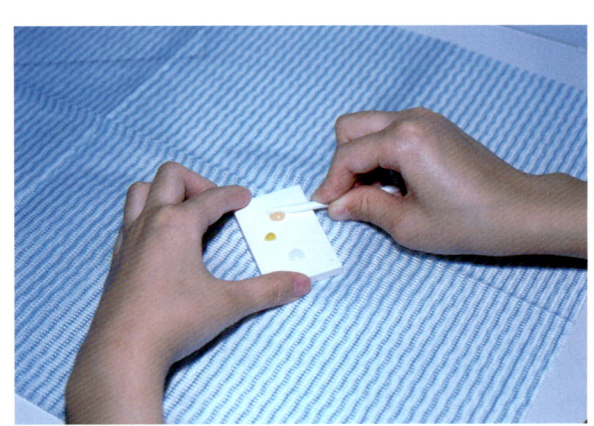

図69 3 pasteを練和する

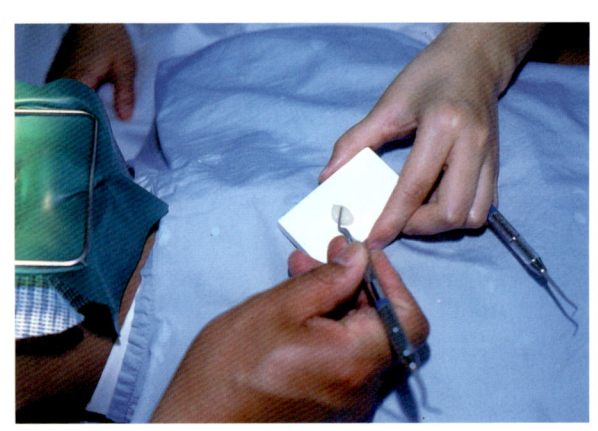

図70 練和物を採取して窩洞に運ぶ

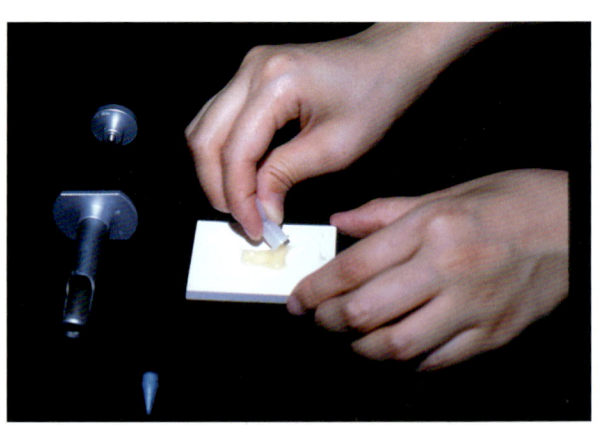

図71 CRシリンジのチューブに練和物を採取

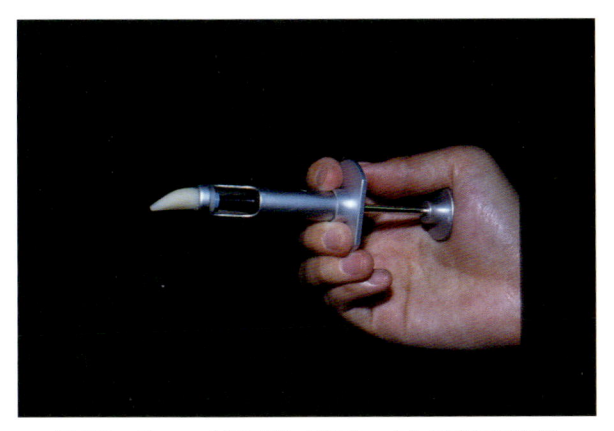

図72 チューブをシリンジにセットして窩洞に運ぶ

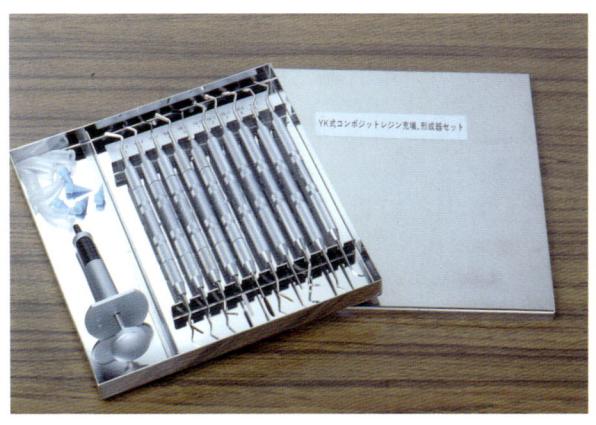

図73 YK式コンポジットレジン修復用セット（フルセット）

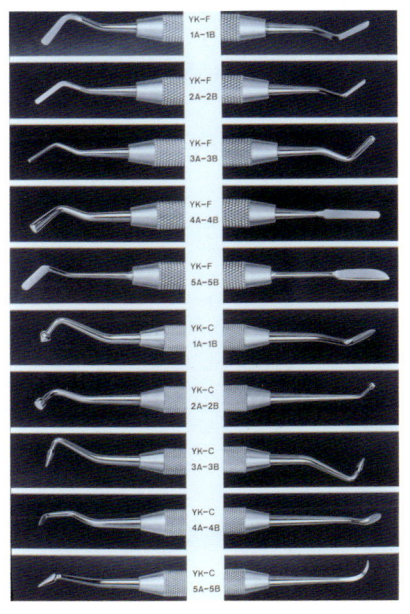

図74 YK式セットの頭部の拡大写真

3. 圧接の目的と要点
1) 窩洞面に修復材を密着適合させる.
2) 修復物を緻密ならしめる.
3) 適正な形態の付与をする.
4) 唾液, 血液などによる汚染を防止する.

4. 圧接および隔壁用器材（図82〜94-a, b）
1) 1級, 5級, 根面齲蝕, くさび状欠損：モデリング・錫箔圧子, トランスパレントサービカルホイル®, サービカルマトリックス®, サービカルフォーマー, トランスパレントマトリックス®, K-Matrix System®
2) 3級窩洞：ストリップス類（ポリエステル）, ストリップタイト®, ルーシーウェッジ®（ハード, ソフト）, ウェッジポジショナー
3) 4級, 6級窩洞や切端破折：インサイザルコーナーマトリックス®, ストリップクラウンホーム®, アンギュラスマトリックストランスパレント®, ウェッジ, ウェッジポジショナー
4) 2級窩洞：タッフルマイヤー式隔壁装置®, アイボリー式隔壁装置®, ルーシーフィックストランスパレントポステリアーマトリックスバンド®, スーパーカップトランスパレントモーラーバンド®, スーパーマットシステム®, ストリップス類（ポリエステル）, ルーシーウェッジ®（ハード, ソフト）, ウェッジポジショナー

第2章　コンポジットレジン修復の臨床　45

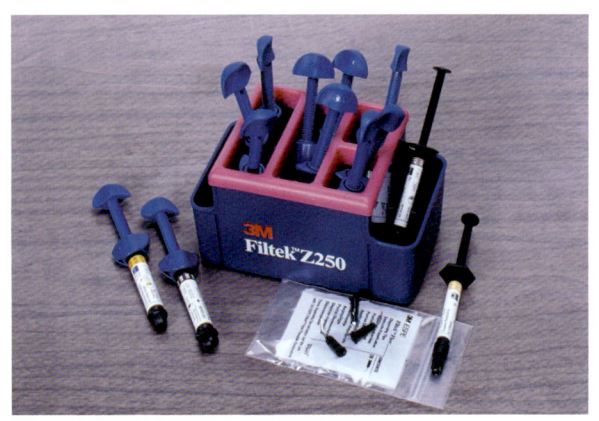

図75 可視光線重合型コンポジットレジン：フィルテック シュープリームとフロー®

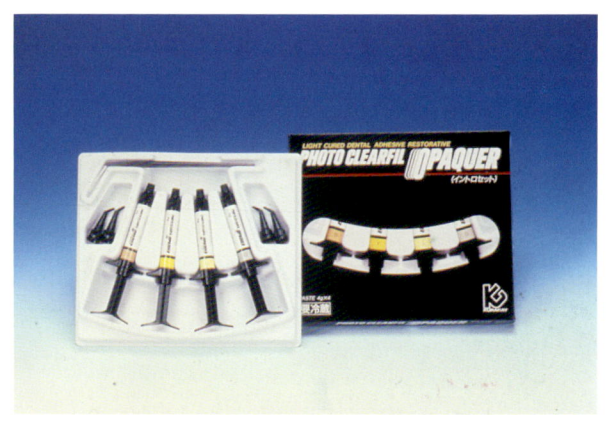

図76 オペーカーレジン（4色）：フォトクリアフィルオペーカー®

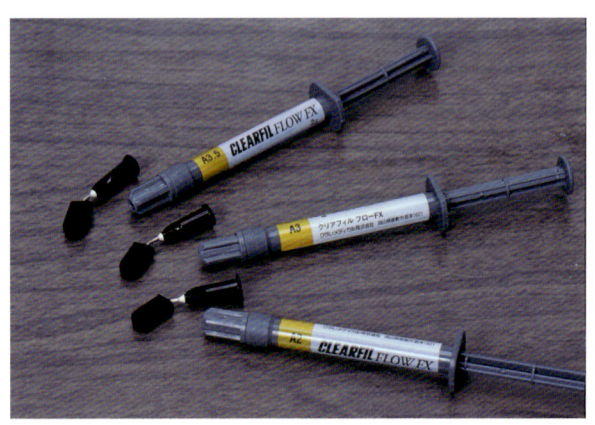

図77-a フロワブルコンポジットレジン：クリアフィルフローFX®

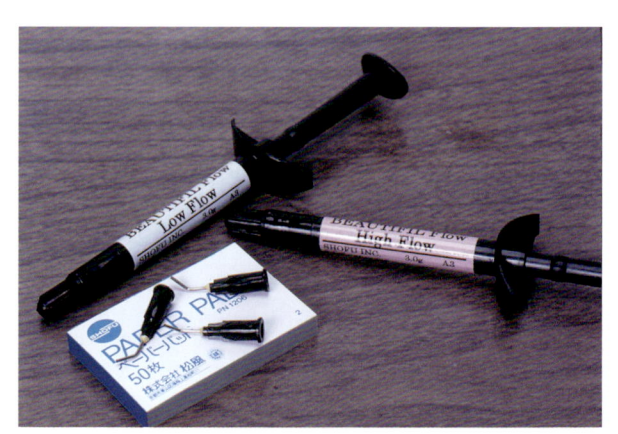

図77-b フロワブルコンポジットレジン：ビューティフィルフロー®

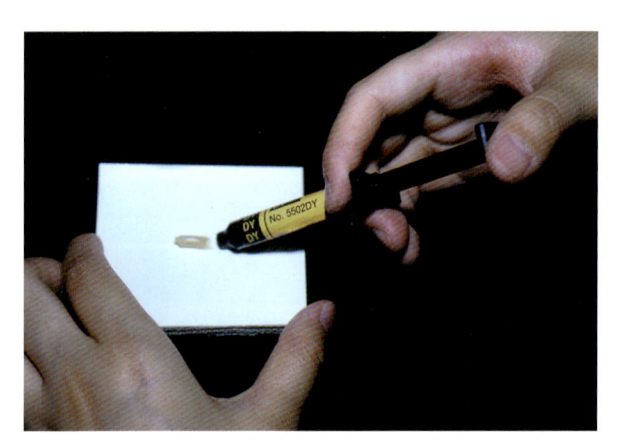

図78 シリンジから可視光線重合型コンポジットレジンを採得する

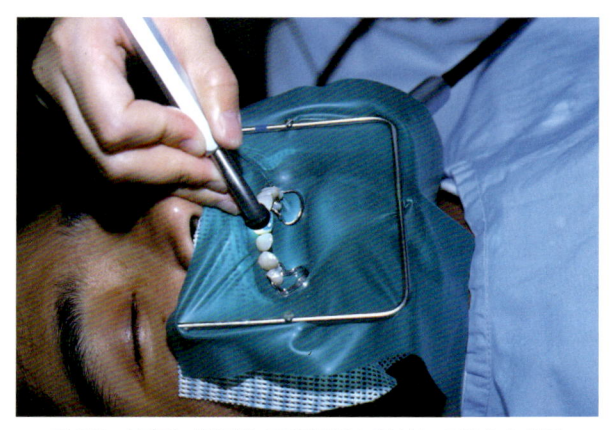

図79 窩洞に塡塞後，可視光線を照射して重合させる

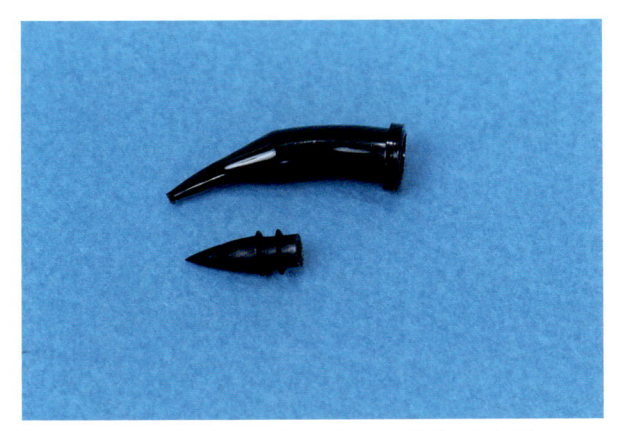

図80　コンピュールタイプのコンポジットレジン

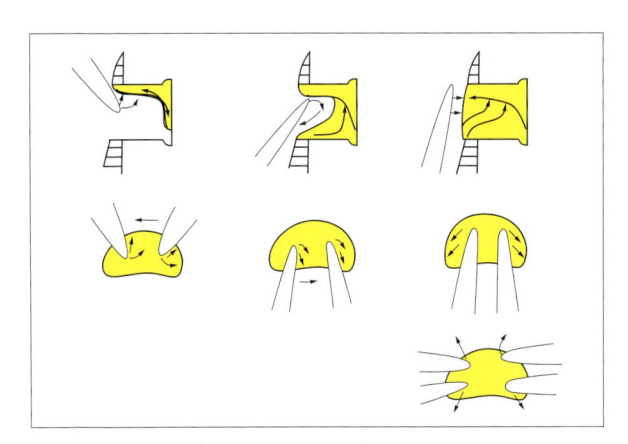

図81　5級窩洞填塞時の填塞器操作の要点

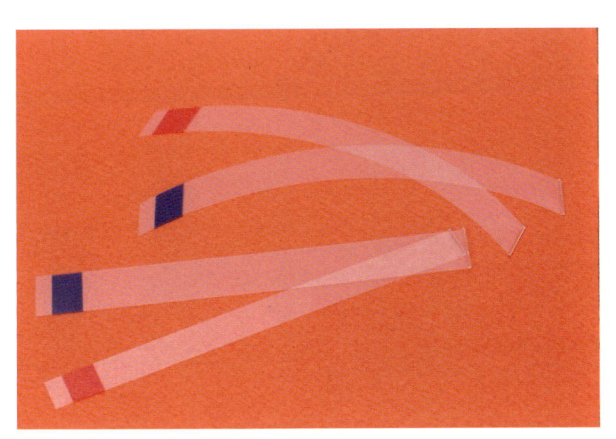

図82　各種ポリエステルストリップス

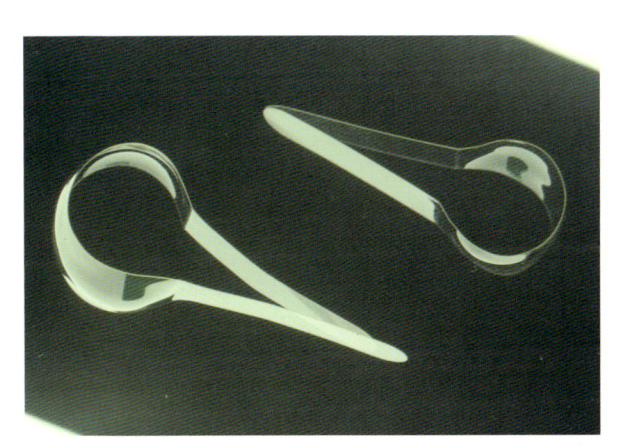

図83　トランスパレントモーラーバンド®

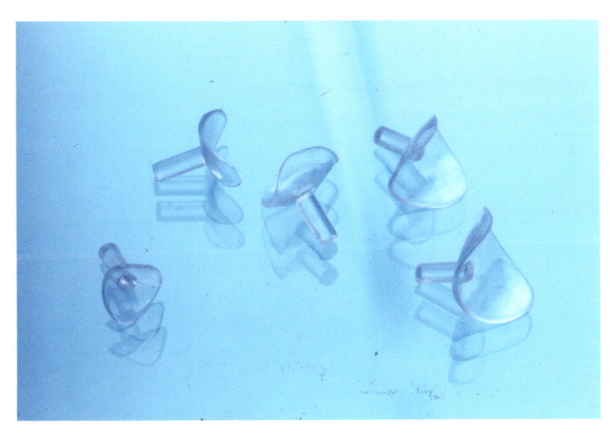

図84　トランスパレントサービカルマトリックス®

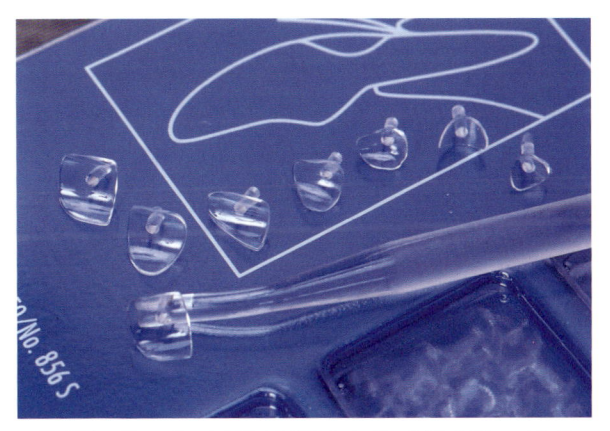

図85　ハーベートランスパレントサービカルフォイル®

第2章　コンポジットレジン修復の臨床

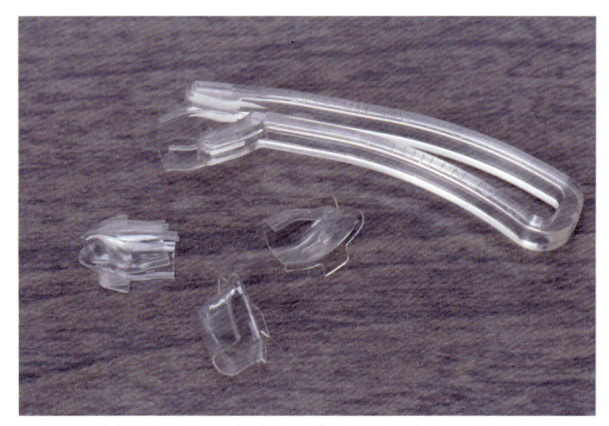

図86　ハーベーアンギュラスマトリックストランスパレント®

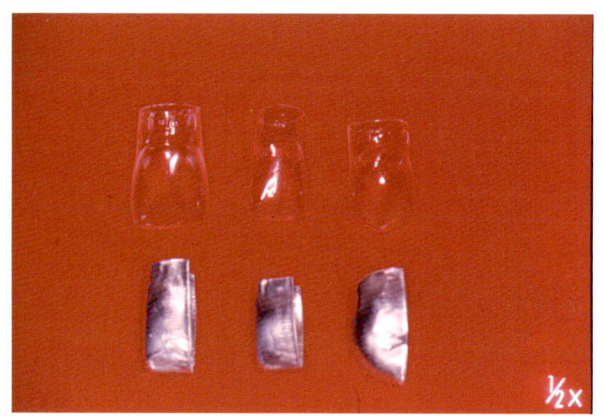

図87　上：ストリップクラウンホーム®
　　　下：インサイザルコーナーマトリックス®

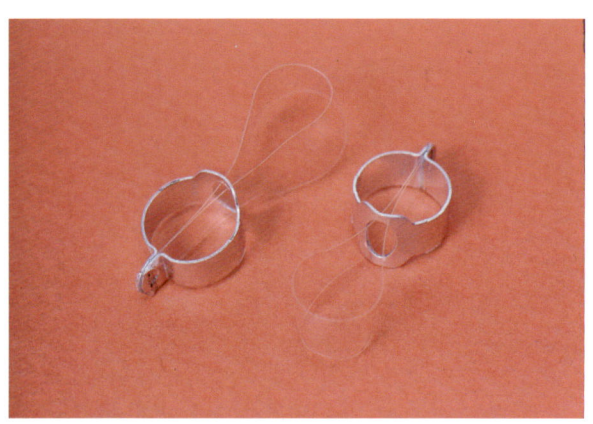

図88　ハーベールーシーフィックストランスパレントポステリアーマトリックスバンド®
　　　左：小臼歯 #775　右：大臼歯 #776

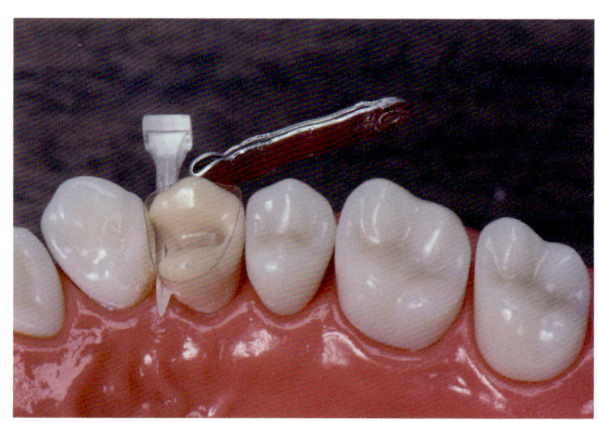

図89　小臼歯 #775 をルーシーウェッジ®（ミディアム／ソフト）と共に装着したところ

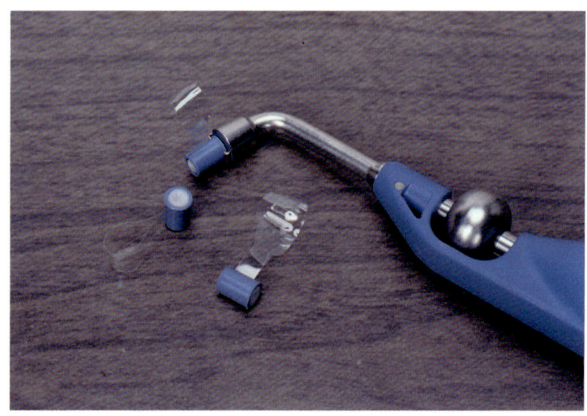

図90　ハーベースーパーマットシステム®：小臼歯用バンド #2030，大臼歯用バンド #2040

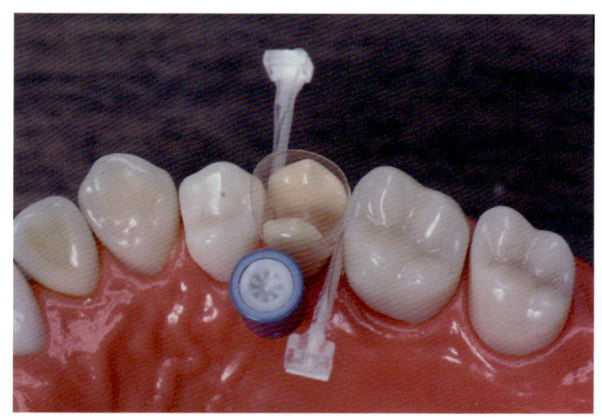

図91　小臼歯用 #2030 をルーシーウェッジ®（スモール／ソフト）と共に装着したところ

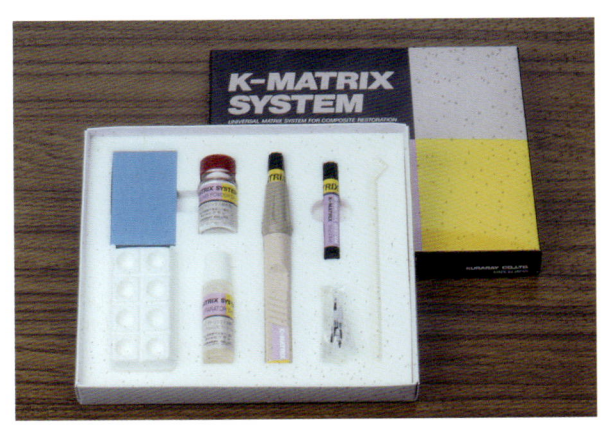

図92　K-Matrix System®

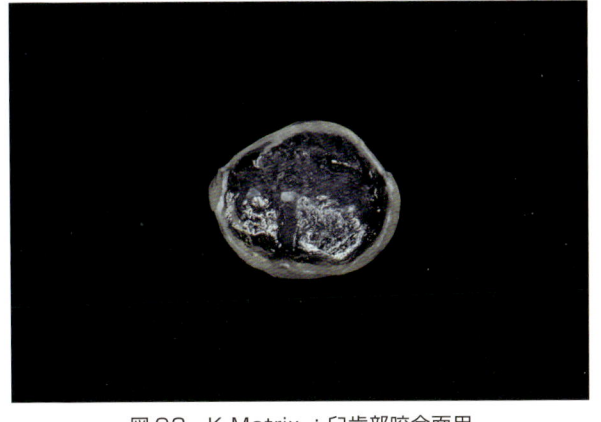

図93　K-Matrix：臼歯部咬合面用

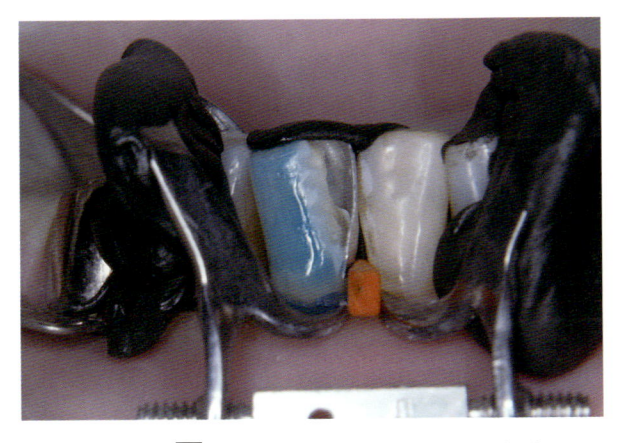

a. 歯間分離後, 2⏌に装着した4級窩洞用インサイザルコーナーマトリックス®. くさびとコンパウンドで固定し窩洞を単純化して填塞を容易にする.

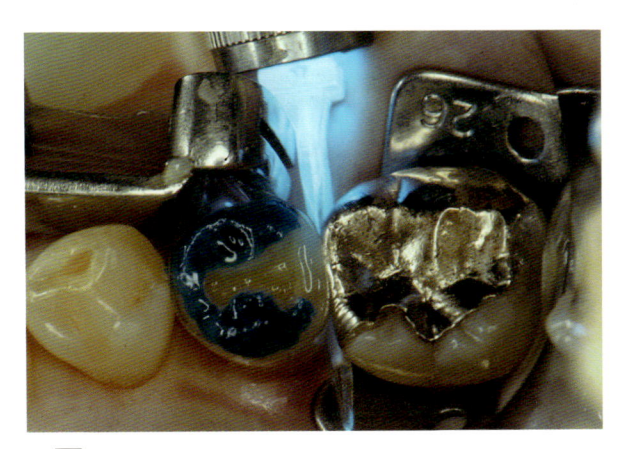

b. 5⏌に装着した2級窩洞用トランスパレントモーラーバンド®をタッフルマイヤーのリテイナー®とルーシーウェッジ®で固定し, ウェッジ基底部から光照射を行って, 隣接面歯頸部からの重合を図る.

図94　臨床における隔壁使用例と可視光線照射要領

VII. 仕上げ・研磨法

コンポジットレジンは短時間のうちに硬化するので, 即日研磨が可能と思われるが, 実際には少なくとも24時間以後, 理想的には48時間以後に行うとよい. 修復当日は咬合にトラブルが生ずる部位, 過剰溢出部を調節し, 修正は最小限にとどめておく. 窩縁部には手をつけない. それは窩縁のエナメル質に亀裂が生じやすいからである（図95, 96）.

1　48時間以後に研磨する利点

1）歯髄刺激の有無を診査できる.

2）エナメル質窩縁に亀裂が生じにくい（レジンが吸水膨張して収縮による歪みを補償してからのほうが, 円滑で移行的なマージンを作りやすい）.

3）即日研磨すると変色や着色が生じやすく, エナメル質窩縁部に亀裂を作りやすい（分子配列の歪

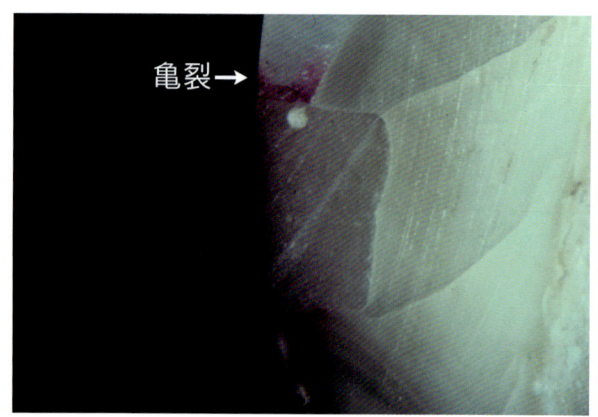

図95　窩縁周囲のエナメル質亀裂（矢印）（縦断面）

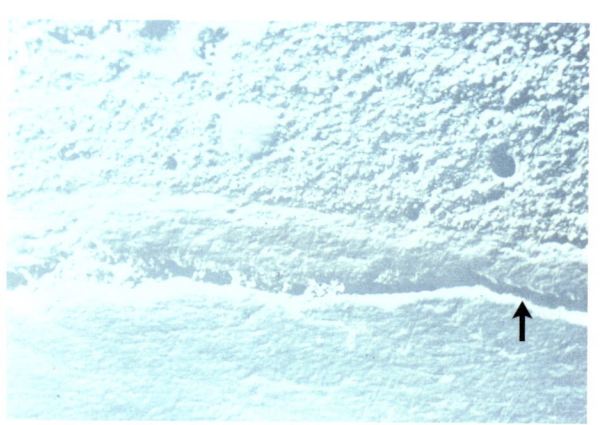

（歯表面：Rupp NW : J Dent Res 58 (5), 1551-1557, 1979.）
図96　亀裂（矢印）は歯表面で窩縁と平行に走っている

み，フィラーの結合の弛み，引張り応力などによる）．

4）万一，患歯に不快症状が現れても，診査後に適切な指示や処置で対応することができる．

　また，従来はコンポジットレジンのマトリックス圧接面は残すようにしていたが，この部位は圧接の影響で分子配列の歪みが多く，時間の経過とともにそれが解放されて，表面あれを起こしやすく，かつ，レジンリッチな層であるので，この層を残すとかえって変色が強く起きる．この層を削り取って下のフィラー層を表面に出し，そこを可及的に滑沢にするような仕上げ・研磨法が推奨されている．

■2　仕上げ・研磨法の要点

1）過剰溢出部を除去し，適正形態とし，窩縁部は移行的に仕上げる．溢出部は残さない．

2）高速では必ず注水冷却を，低速ではエンジンの回転速度を落とし，潤滑材の必要なものは指示書に従って使用し，摩擦熱の発生を防止する．

3）バー，ポイント類は，必ず窩縁と直角方向になるようにして使用する．

4）MFR以外では，研磨によって鏡面状の滑沢面は得られず，面をできるだけ平滑にするよう心がける．

■3　仕上げ・研磨法の術式

（表4，図97〜104）

1．露出面

　微粒子か超微粒子ダイヤモンドポイントもしくは12枚刃タングステンフィニッシングカーバイドバーで過剰溢出部の除去と形態修正を行い，研磨にはディスク類（ソフレックスディスク®，スーパースナップ®など）を用いる．MFRではさらにラバーカップと研磨用ペースト（ポリペースト®やウルトラⅡ®など）の研磨によって鏡面状の滑沢面が得られるが，従来型コンポジットレジンではベースレジンが選択的に削られて，かえって面を粗くしてしまう．シリコーンポイントの色（茶とか青）のついたものは，コンポジットレジン表面に固着して着色するので，白色もしくは灰色のもの（コンポマスター®など）を使用するとよい．

2. 隣接面

隣接面ではストリップス類（メタルストリップス，プラスチックストリップス）で形態修正および研磨を行う．

表4 仕上げ・研磨内容と仕上げ・研磨用具

大まかな形態修正・はみ出しの除去		形態修正・はみ出しの除去	
平滑面	フィニッシングカーバイドバー，微粒子ダイヤモンドポイント 研磨用ディスク（コース）	平滑面	超微粒子ダイヤモンドポイント 研磨用ディスク（ミディアム）
隣接面	メタルストリップス（#200）	隣接面	メタルストリップス（#300）
中仕上げ		研 磨	
平滑面	超微粒子ダイヤモンドポイント，ホワイトアブレーシブポイント 研磨用ディスク（ファイン）	平滑面	シリコーンカップ・シリコーンポイント （微粒・超微粒） 研磨用ディスク（スーパーファイン）
隣接面	メタルストリップス（#600）	隣接面	メタルストリップス（#1000）

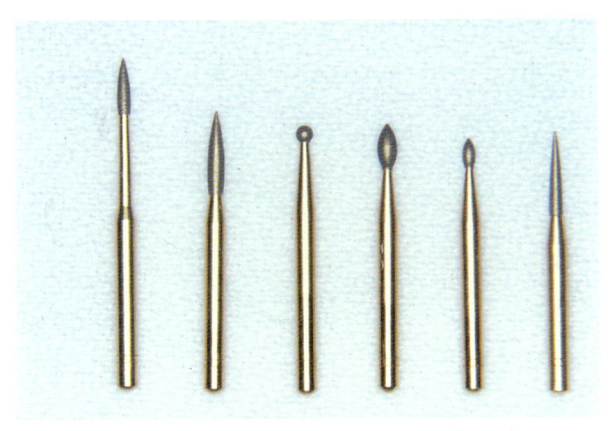

図97 FG用超微粒子ダイヤモンドポイント

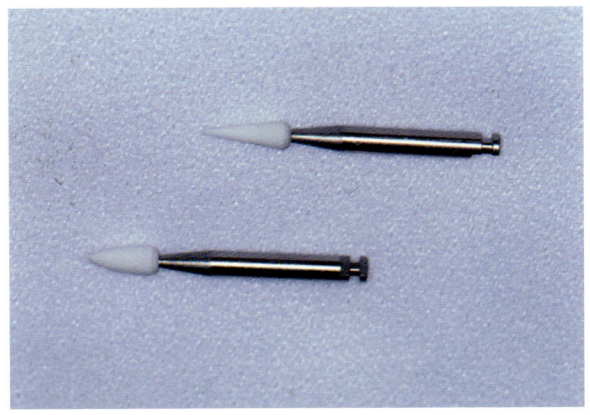

図98 CAHP用ホワイトアブレーシブポイント

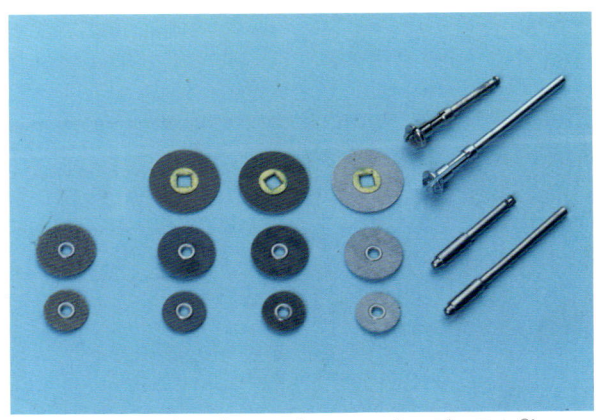

図99 研磨用ディスク（ソフレックスディスク®）
左からコース（粗），ミディアム（中粗）
ファイン（細），スーパーファイン（極細）

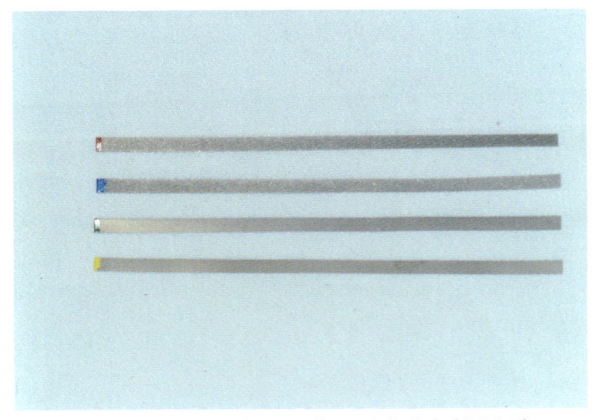

図100 メタルストリップス：上から赤（#200），
青（#300），緑（#600），黄（#1000）

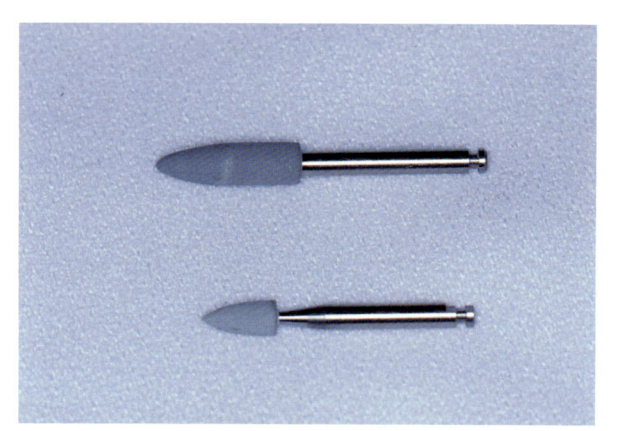

図101　CAHP用シリコーンポイント

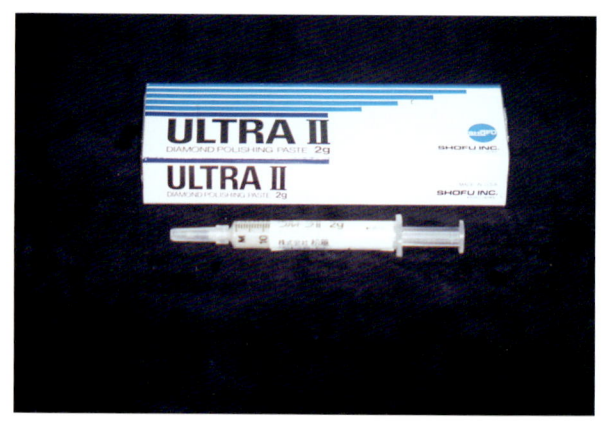

図102　超微粒子ダイヤモンドポリッシングペースト

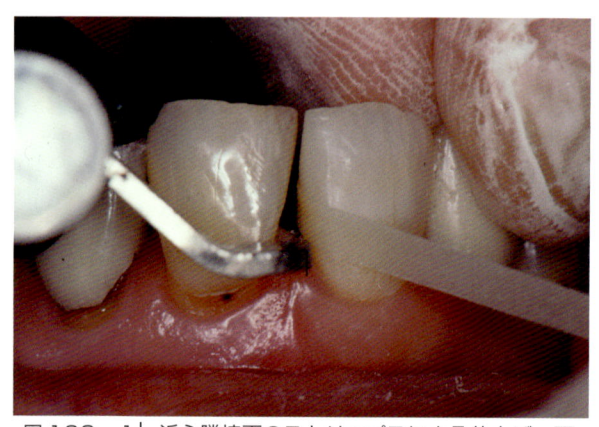

図103　1｜近心隣接面のストリップスによる仕上げ・研磨（エリオットのセパレーター装着し歯間分離している）

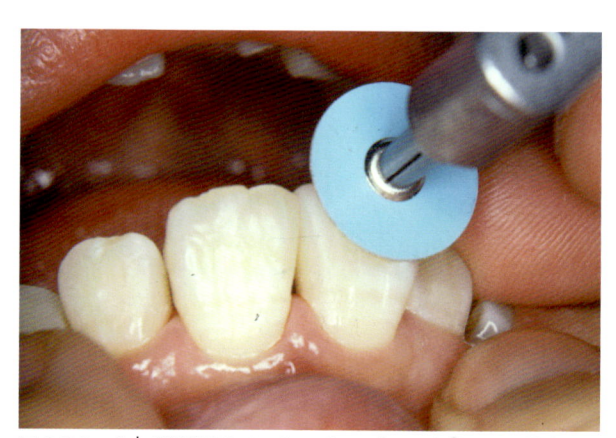

図104　1｜頬側面のソフレックスディスク®による仕上げ・研磨

Ⅷ. コンポジットレジン修復の臨床予後成績

　修復歯の臨床経過観察は，研磨完成後1週間経過時をBase Lineとし，最長5カ年間にわたって，リコール調査されるのが一般的である．

　私共の講座では，United States Public Health Service (USPHS)のメンバーであったRyge G (1966年)が考案した診査項目，および評価基準に独自に考案したものを追加してリコール調査を実施している．初期は，特に臼歯部においてはアマルガム修復をコントロールとして比較検討されることが多かった．最近は，10～15年以上のリコール調査を実施して，コンポジットレジン修復本来の臨床的耐久性をとりまとめ報告している．

1 修復歯の診査項目および評価基準の例（表5-1〜9）

表5-1 修復歯の診査項目

診察項目	Examination Items
1 摩　耗	Wear
2 辺縁部適合性	Marginal Adaptation
3 辺縁部変色	Marginal Discoloration
4 表面粗さ	Surface Roughness
5 二次齲蝕	Secondary Caries
6 歯髄反応	Pulp Reaction
7 色調安定性	Color Match
8 体部破折	Body Fracture

表5-2 摩耗

評価	判定基準
A	研磨時の形態を保持しているもの
B	修復物の一部にわずかな形態の変化が認められるもの
C	修復物全体に形態の変化が認められるもの

表5-3 辺縁部適合性

評価	判定基準
A	探針で触診してもスムーズであるものか，一方向のみにわずかなステップ形成が認められるもの，肉眼的にギャップを認めないもの
B	探針がステップを触知する部位で，肉眼的にギャップを認めるもの
C	探針がステップを触知する部位で，象牙質あるいは裏層材の露出を認めるもの
D	修復材が可動あるいは脱落しているもの

表5-4 辺縁部変色

評価	判定基準
A	修復物辺縁部に変色が認められないもの
B	修復物辺縁部の一部に変色が認められるが，それが内側（歯髄側）へ浸透していないもの
C	修復物辺縁部のほぼ全周に変色が認められ，それが内側（歯髄側）へ浸透しているもの

表5-5 表面粗さ

評価	判定基準
A	判定模型A（セルロイドストリップス圧接面）と同程度の表面粗さを示すもの
B	判定模型B（#600エメリーペーパー研磨面）と同程度もしくはそれ以上の粗さを示すもの
C	判定模型C（#280エメリーペーパー研磨面）と同程度もしくはそれ以上の粗さを示すもの

表5-6 二次齲蝕

評価	判定基準
A	修復物辺縁部に齲蝕が存在しないもの
B	修復物辺縁部に齲蝕が存在するもの 探針で修復物辺縁を触診し，齲蝕性の軟化や粘着を認めるもの，無機成分の減少とみなされる白濁および齲蝕性の変色を示すもの

表5-7 歯髄反応

評価	判　定　基　準
A	特に異常を認めないもの
B	修復後一過性の歯髄反応を認めるが軽度で短時日のうちに消退したもの
C	修復後持続的な歯髄反応を認めるが歯髄処置の必要を認めないもの
D	中等度以上の持続的な歯髄反応を認め歯髄処置を必要としたもの．また，歯髄死に陥ったもの

表5-8 色調安定性

評価	判　定　基　準
A	修復歯および隣接歯に良くカラーマッチしているもの
B	わずかにミスマッチと認められるもの（正常な歯の色調の範囲を越えていないもの）
C	明らかにミスマッチであると認められるもの（正常な歯の色調の範囲を越えているもの）

表5-9 体部破折

評価	判　定　基　準
	体部破折がないもの
	体部破折と思われる所見があるもの

2　臨床予後成績の一般的変化

　日常的にプラークコントロールが十分されている清潔な口腔で，比較的小型の修復で対合歯間のストレス負担が少ないコンポジットレジン修復物の場合は，約10年から15年の耐用年数があるとするのが一般的見解である．しかしながらそれまでの経過年数以内でも，種々の理由で何％かは予後不良に陥る症例があることを認識しなければならない．
　診査項目別に観察される一般的変化は，次の通りである．

1. 摩耗（Wear）

　前歯では，歯ブラシ摩耗や切端部の咬耗によって，修復物がすり減って形態不良や審美不良をまねく場合がある．これらのすり減りは，一般にMFRよりもマクロフィラー型で多い．一方では，食物嗜好や労働環境に左右されて，歯の侵蝕が起こり，修復物周囲のエナメル質が低位となってステップ形成を惹起することもある（図105，106）．

　私共の講座における臼歯用コンポジットレジンの長期臨床予後成績では，大型窩洞は小型窩洞に比較して，ベベル窩洞はノンベベル窩洞に比較して，圧接子を使用しなかった修復歯はそれを使用した修復歯と比較して，それぞれ摩耗傾向が大きかった（表9，10，図109）．

2. 辺縁部適合性（Marginal Adaptation）

　辺縁部適合性は，一般に飛躍的に向上した．MFR型では，特に初期の製品では吸水性が高く，相対的に悪かった．ギャップ形成は，辺縁部変色，二次齲蝕ならびに辺縁漏洩などを継発する原因となる．
　私共の講座における臼歯用コンポジットレジンの長期臨床成績では，大型窩洞は小型窩洞に比較して，大臼歯は小臼歯に比較して，ショートベベルを付与した修復歯はそれを付与していない修復歯と比較して，それぞれ辺縁部適合性の劣化傾向が大きかった（表6〜15，図107〜114）．

3. 辺縁部変色（Marginal Discoloration）

　辺縁部変色は，ギャップ形成やレジンの窩縁外溢出に伴って生じる場合が多い．MFR型で相対的に多かった（図115，116）．

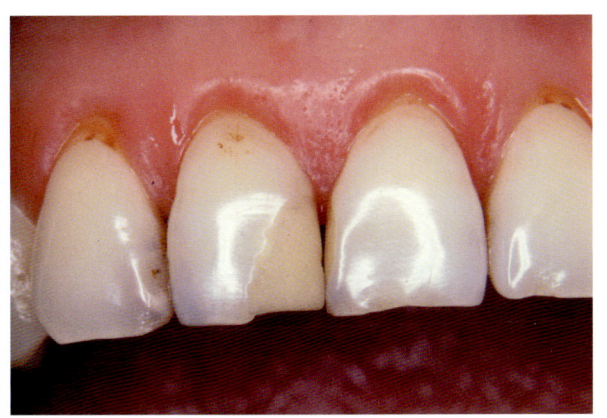

図105 １｜マクロフィラー型コンポジットレジンによる４級修復の10年４カ月経過例．変色と咬耗が見られる．

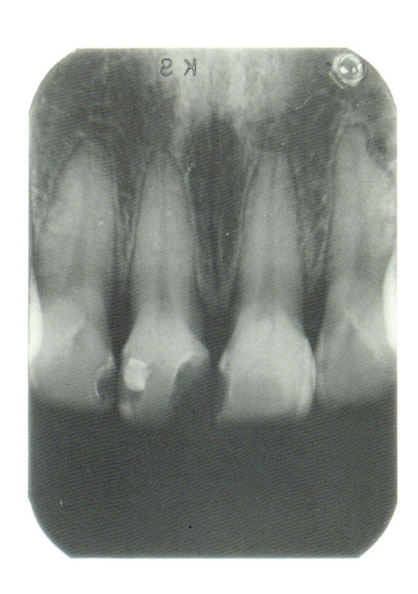

図106 １｜エックス線所見　二次齲蝕もなく歯髄は生活している．

表６　実験材料

製品名	コード	メーカー	フィラー形状
Microrest Jar Type	MJ	ジーシー	有機質複合型MFR
Clearfil Posterior	CP	クラレ	ハイブリッド型
P-10	P10	3M	ハイブリッド型
Bellfirm P	BP	カネボウ	ハイブリッド型
Dispersalloy	Disp	J&J	分散強化型アマルガム合金

表７　摩耗の評価結果（小型窩洞）

材料	1Y A	1Y B	1Y C	3Y A	3Y B	3Y C	4Y A	4Y B	4Y C	5Y A	5Y B	5Y C
MJ	27	1		16	3		13			13	4	
CP	6	1		21			12	1		14	2	
P10	23			18	1		3	2		13	3	
BP	24	1		21			14	1		17	2	
Disp	15	2		17			8			12	2	

表８　摩耗の評価結果（大型窩洞）

材料	1Y A	1Y B	1Y C	3Y A	3Y B	3Y C	4Y A	4Y B	4Y C	5Y A	5Y B	5Y C
MJ	13	4		10	7		6	6		7	7	
CP	18	3		15	6		7	10		7	9	
P10	17			13	3		7	4		8	3	
BP	17			14	3		6	6		5	7	
Disp	19			18	1		12	2		11	3	

第２章　コンポジットレジン修復の臨床

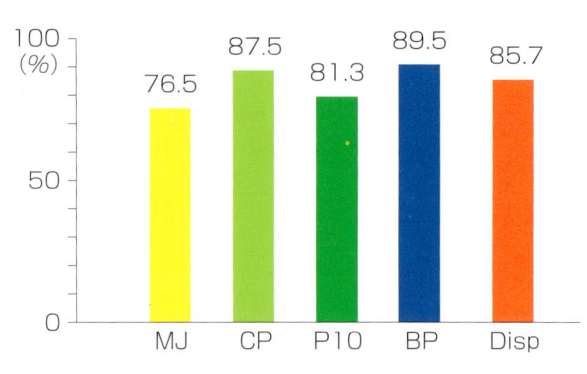

図107　摩耗Aと評価された修復歯の割合
（5年後・小型窩洞）

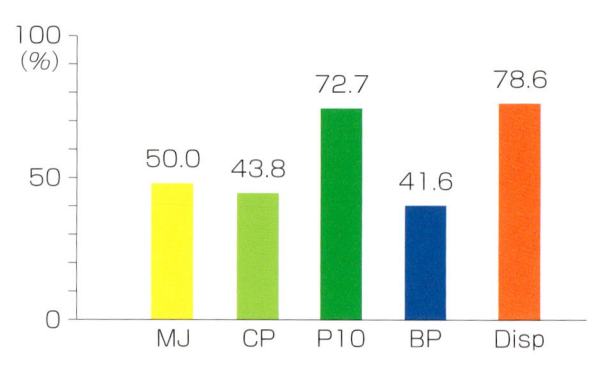

MJ 76.5　CP 87.5　P10 81.3　BP 89.5　Disp 85.7

図108　摩耗Aと評価された修復歯の割合
（5年後・大型窩洞）

MJ 50.0　CP 43.8　P10 72.7　BP 41.6　Disp 78.6

表9　実験表：修復材料・窩縁形態・塡塞条件

Experimental	Arrangement	実験群
修復材料	A：Clearfil Posterior® B：Lite-Fil P®	Aa1 Aa2 Ab1
窩縁形態	a：ノンベベル b：ラウンドベベル c：ショートベベル	Ab2 Ac1 Ac2
塡塞条件	1：圧接子なし 2：圧接子あり	Ba Bb Bc

表10　摩耗の評価結果

実験群	1Y			3Y			5Y		
	A	B	C	A	B	C	A	B	C
Aa1	10			7			6	1	
Aa2	9	1		7	1		7	1	
Ab1	7	3		4	4		4	3	
Ab2	9	1		9	1		9	1	
Ac1	9	1		5	3		4	4	
Ac2	9	1		7			6	1	
Ba	8	2		7	1		7		
Bb	5	5		5	4		5	3	1
Bc	5	5		4	6		3	6	

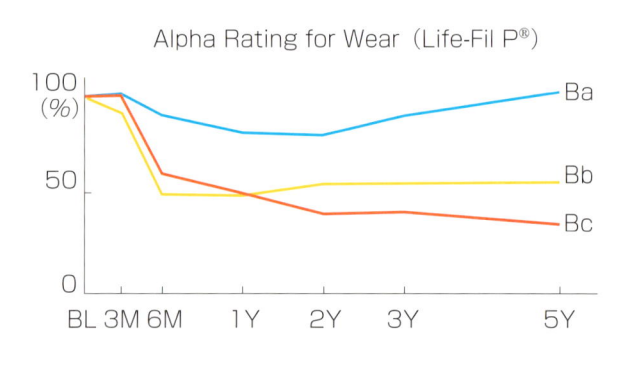

図109　5カ年間にわたるA評価の推移
Alpha Rating for Wear（Life-Fil P®）

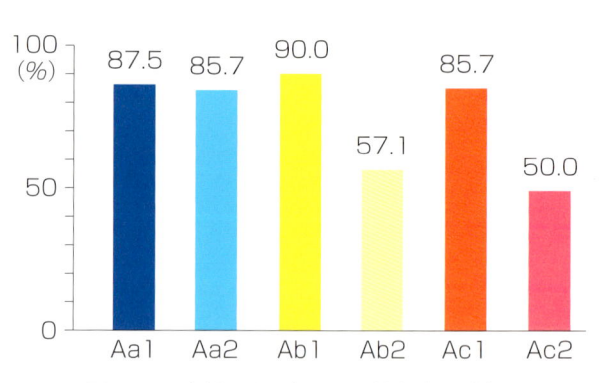

図110　摩耗Aと評価された修復歯の割合
（5年後・Clearfil Posterior®小型窩洞）

Aa1 87.5　Aa2 85.7　Ab1 90.0　Ab2 57.1　Ac1 85.7　Ac2 50.0

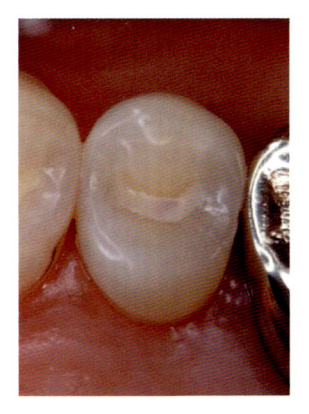

図111 ⑤ Lite-Fil P® 修復 5 カ年経過所見

ノンベベル窩洞（Lite-Fil P®）

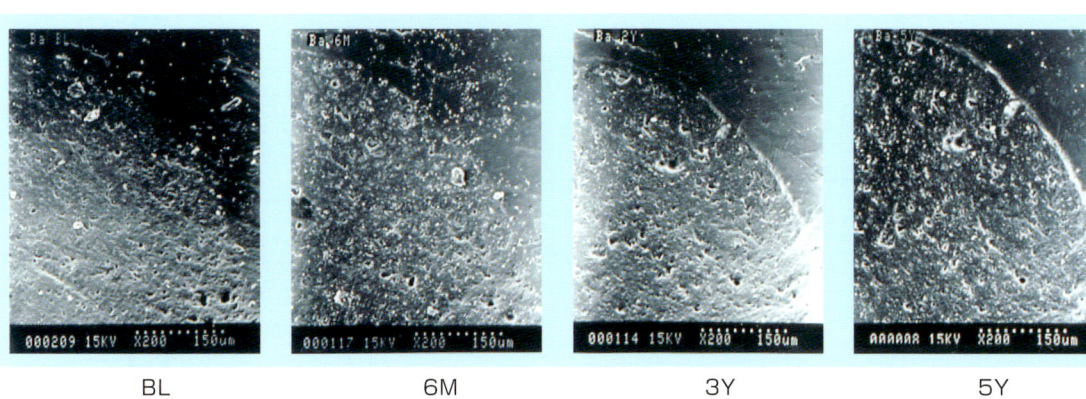

| BL | 6M | 3Y | 5Y |

図112 図111修復歯の修復直後から5カ年経過までの窩縁部適合性の経時的変化（レプリカ-SEM写真）

表11　辺縁部適合性の評価結果（小型窩洞）

材料	1Y				3Y				4Y				5Y			
	A	B	C	D	A	B	C	D	A	B	C	D	A	B	C	D
MJ	18	10			13	5	1		12	1			10	7		
CP	25	2			18	3			12	1	1		12	4		
P10	21	2			13	6			4	1			7	9		
BP	22	3			16	5			12	3			14	5		
Disp	6	11			2	15				8			3	11		

表12　辺縁部適合性の評価結果（大型窩洞）

材料	1Y				3Y				4Y				5Y			
	A	B	C	D	A	B	C	D	A	B	C	D	A	B	C	D
MJ	8	9			5	12			2	10			2	12		
CP	18	3			15	6			8	9			7	9		
P10	15	2			9	7			4	7			4	7		
BP	14	3			10	7			5	7			3	9		
Disp	7	12			2	17				14				14		

第2章　コンポジットレジン修復の臨床

表13 辺縁部適合性の評価結果（小型窩洞）

歯種	1Y				3Y				5Y			
	A	B	C	D	A	B	C	D	A	B	C	D
大臼歯	40	9			28	10			19	15		
小臼歯	46	8			32	9	1		24	10		
リジット分析	NS				NS				NS			

(X: P＜0.05 Level z=1.960　XX:P＜0.01 Level z=2.576　NS: Not Significant)

表14 辺縁部適合性の評価結果（大型窩洞）

歯種	1Y				3Y				5Y			
	A	B	C	D	A	B	C	D	A	B	C	D
大臼歯	22	14			15	22			6	25		
小臼歯	31	3			24	10			10	12		
リジット分析	XX				XX				XX			

(X:　P＜0.05 Level z=1.960　XX:P＜0.01 Level z=2.576)

表15 辺縁部適合性の評価結果

実験群	1Y				3Y				5Y			
	A	B	C	D	A	B	C	D	A	B	C	D
Aa1	10				7				7			
Aa2	10				7	1			7	1		
Ab1	8	2			5	3			5	2		
Ab2	9	1			10				9	1		
Ac1	9	1			7	1			7	1		
Ac2	9	1			7				5	2		
Ba	8	2			6	2			6	1		
Bb	7	3			6	3			6	3		
Bc	6	4			5	5			4	5		

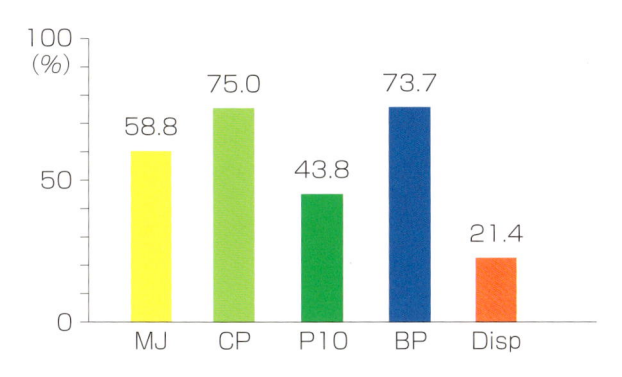

図113　辺縁部適合性Ａと評価された修復歯の割合
（5カ年後・小型窩洞）

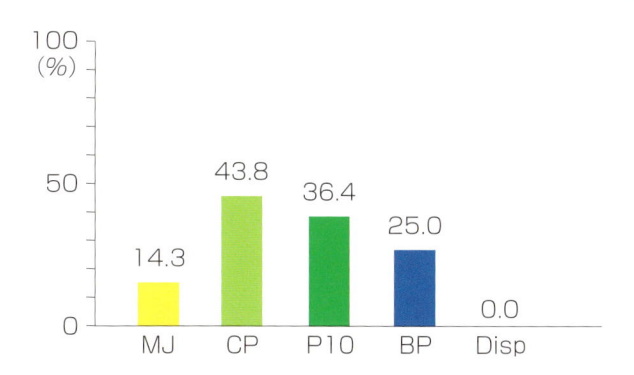

図114　辺縁部適合性Ａと評価された修復歯の割合
（5カ年後・大型窩洞）

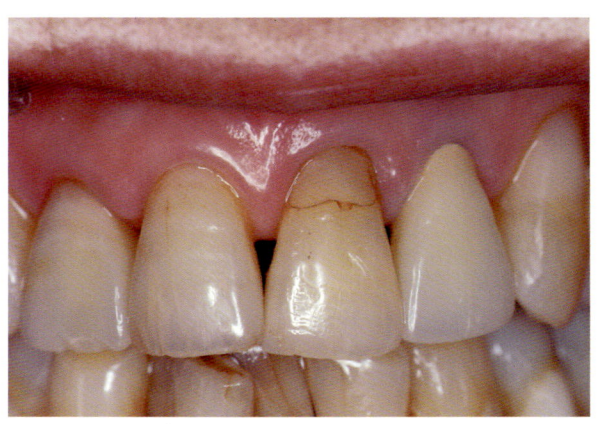

図115　1|：5級修復の褐線．修復後8年経過

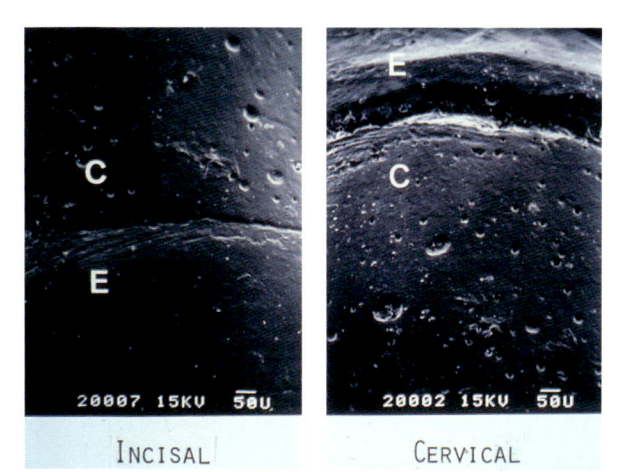

図116　図115のレプリカ-SEM写真：褐線部にギャップ形成がある．

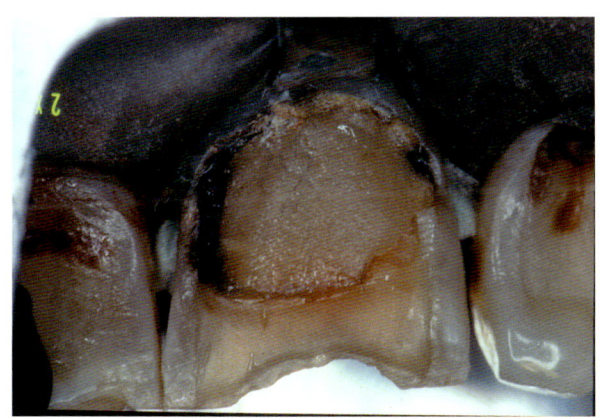

図117　14年経過例：1|特発性侵蝕症，コンポジットレジン・コロージョン，二次齲蝕により重篤な良後不良を認める．

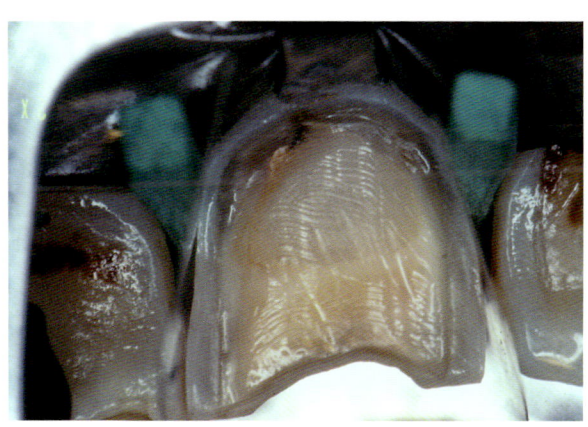

図118　レジンの表面荒れや変色は表層に限局している．内側は変色していない．

第2章　コンポジットレジン修復の臨床

4. 表面粗さ（Surface Roughness）

表面粗さは，材形間で著しい違いがある．前述のように，MFR型では研磨時より滑沢面が得られ，時間が経っても劣化して粗くなることはない．これに対して，マクロフィラー型では研磨時から粗く，6カ月ぐらいまでは経時的に劣化して，より粗くなるが，以後はその状態で一定となる．これはベースレジンの摩耗・フィラーの脱落の周期が作り出す一定の表面構造が繰り返されるからである（図117, 118）．

5. 二次齲蝕（Secondary Caries）

辺縁部のギャップ形成，辺縁漏洩に継発して発生してくるが，発現頻度はそんなに高くない．当教室の大久保と加藤の小型窩洞－5カ年経過観察では，2.5％であり，新海と加藤の大型窩洞－3カ年経過観察では95症例中の1症例（1.1％）のみであった．これは接着操作により，レジンが強固に歯質と接着しているからである．

6. 歯髄反応（Pulp Reaction）

知覚過敏症状，打診や咬合接触により違和感や軽度の疼痛を修復直後のBase Line時に発現することがあるが，多くは経時的に消退する．先の大久保と加藤の小型窩洞5カ年経過観察では，Base Line時120症例中9症例（7.5％）であった．逆に一般的臨床の実際ではきわめて少数例ではあるが，歯髄保護が不十分な場合や辺縁漏洩によって歯髄炎や歯髄壊死を発現し，抜髄や根管治療の転帰をとる場合があるが，この場合はむしろ術前の歯髄診断の誤りによる不快事項の発現と解釈したい．

7. 色調安定性（Color Stability）

経時的に黄褐色〜褐色〜暗褐色に変色し，審美感を阻害することがある．早いものでは6カ月ごろから発現し，数年間のうちに変色が強くなるものもある．しかし，これらの変色はレジン修復物の表層でみられるだけで，内層ではないか，きわめて少ない．通常，これら修復物自体の変色は審美性を障害することによって目立ってくるが，臨床例の中には，患歯自体の変色があって，レジンの変色が偶然にもそれにマッチして，より審美感がでることもあるので興味深い．

製品の種類によっても差があり，一部の可視光線重合型レジンで，より強く変色するものがあるようである．また，患者自身の口腔の衛生状態も大きく影響する．

しかしながら，ごく最近の製品は，多官能性レジンの開発やそれらを精製する技術，触媒やフィラーの表面処理方法の改善などによって，変色傾向は少なくなって色調安定性は向上してきている．

着色についても製品間によってかなり差がある．MFR型は研磨によって表面が滑沢になり，時間が経っても滑沢性が持続し，着色は起こらない．マクロフィラー型のものでは，研磨時から粗いが，修復後6カ月ぐらいまではベースレジンの摩耗やフィラーの脱落などによって劣化状態が進んで一層粗くなり，この面に一部外来の色素などが沈着して，褐色の着色像を呈することがある．

8. 体部破折（Body Fracture）

先の新海と加藤の大型窩洞－3カ年経過観察では95症例中1例も認められなかった．しかしながら，本来コンポジットレジンは硬くて脆い性質を有するがゆえに，咬合圧負担のあり方や窩洞形態の適否によっては，2級窩洞峡部等で発生しやすいので注意を要する．

IX. コンポジットレジン修復症例

1　歯頸部摩耗症による審美不良（図119〜126）

患者：56歳，女性　　患歯：4| 生活歯

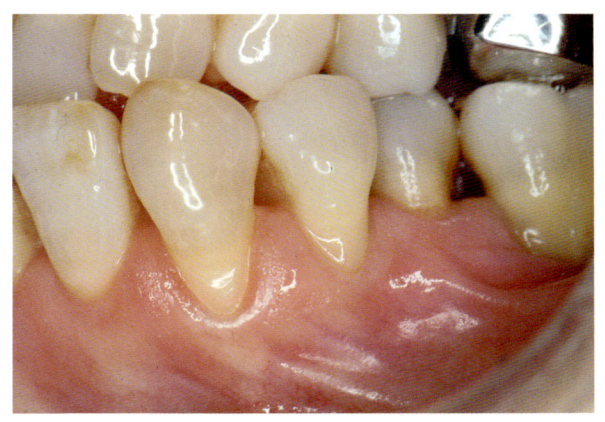

図119　術前　頬側所見

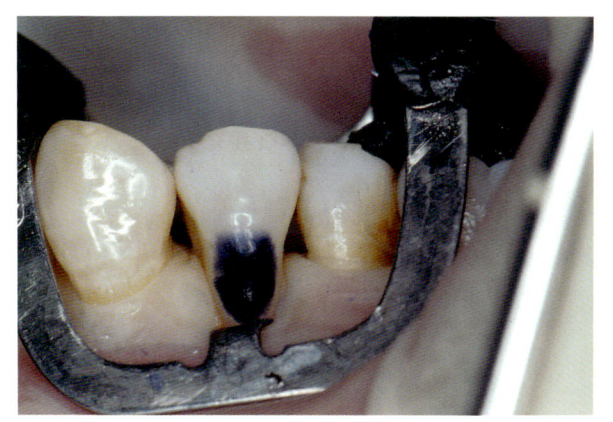

図120　前準備：インレーワックスで形態修正し分離材を塗る．

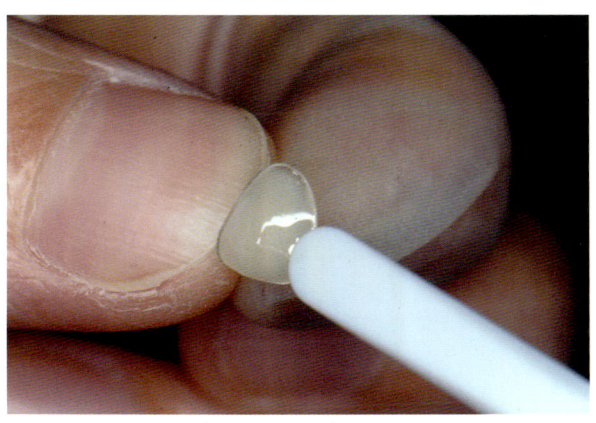

図121　トランスパレントサービカルマトリックスにK-Matrix®レジンを盛る．

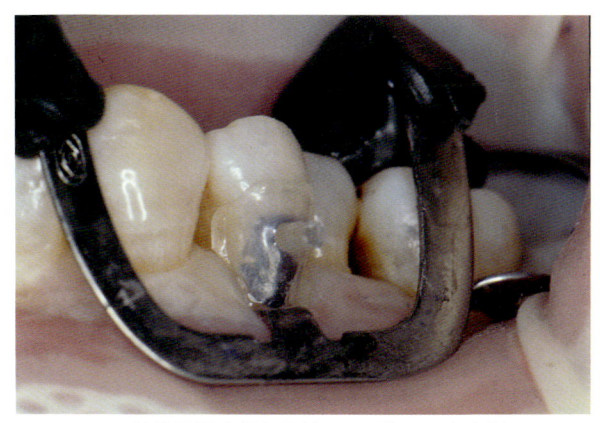

図122　圧接後可視光線を照射して硬化させ自家製マトリックスを完成する．

第2章　コンポジットレジン修復の臨床　61

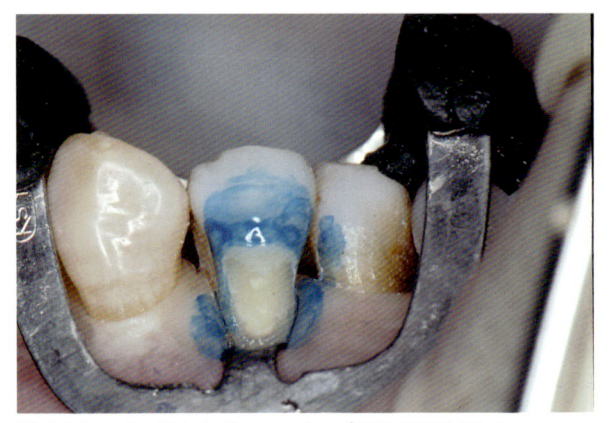

図123 プロテクトバーニッシュ®塗布後窩洞形成，歯面処理を行う．

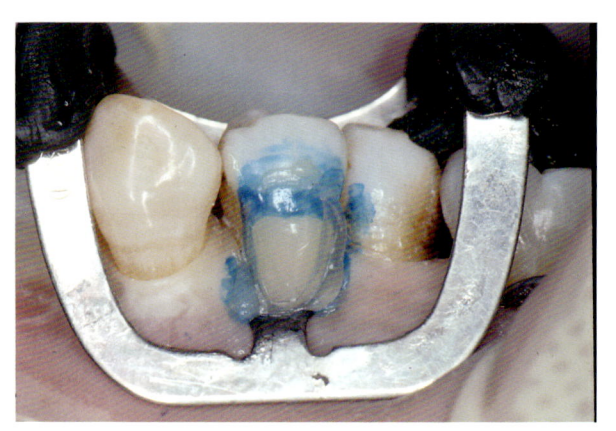

図124 コンポジットレジン填塞後，自家製マトリックスで圧接，可視光線照射を行って硬化を図る．

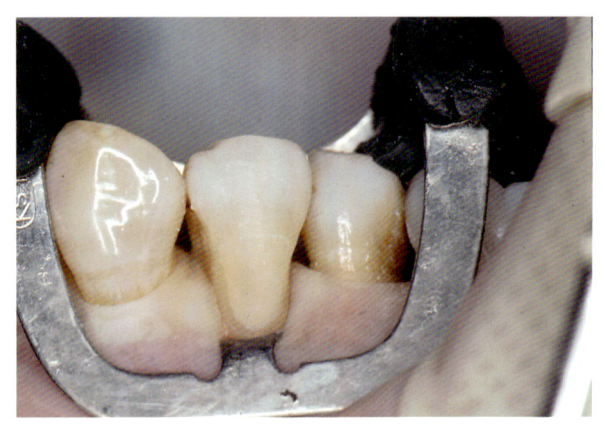

図125 当日は，小範囲の余剰部除去，形態修正を行う．

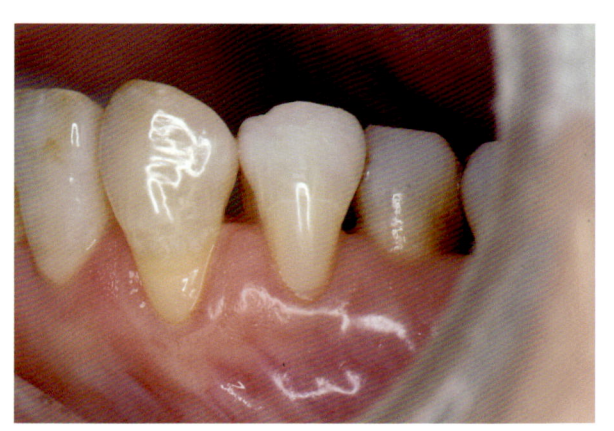

図126 次回来院時に仕上げ・研磨を行って完成させる．

2　臼歯咬合面の初期齲蝕症（図127〜134）

患者：21歳，男性　患歯：6|生活歯

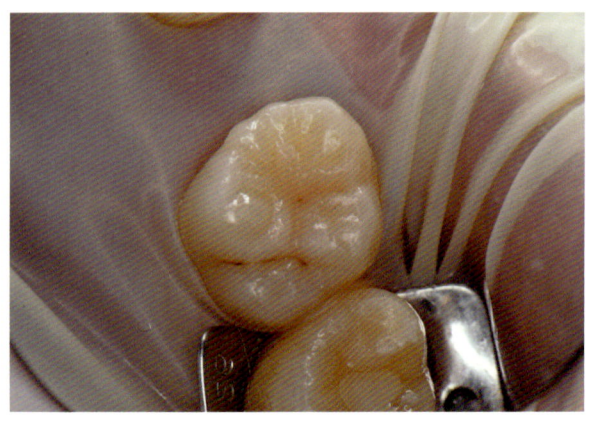

図127 術前　咬合面所見

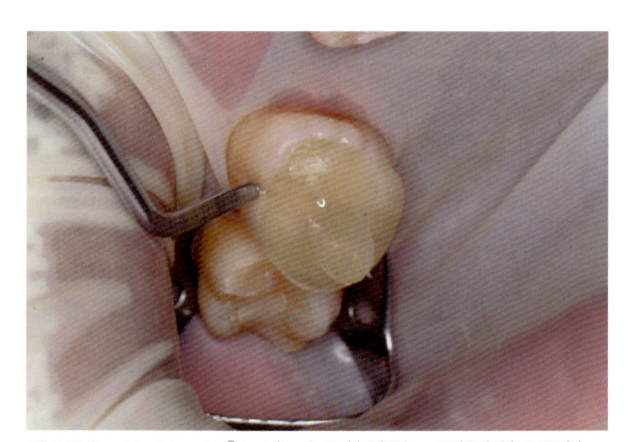

図128 K-Matrix®レジンを圧接賦形し，可視光線を照射し硬化を図る．

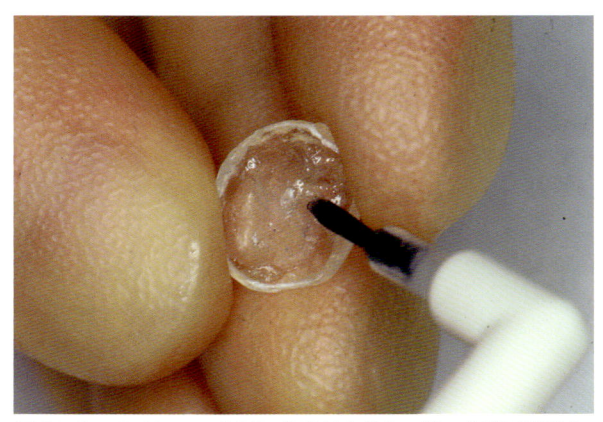

図129 K-Matrix内面に分離材を塗り，薄い分離用被膜を作る．

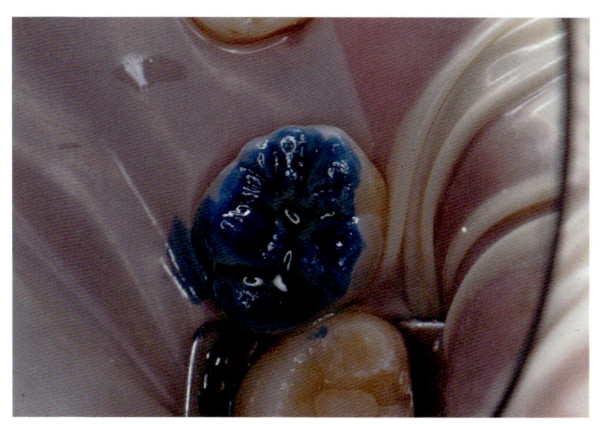

図130 プロテクトバーニッシュ®塗布後，窩洞形成，歯面処理を行う．

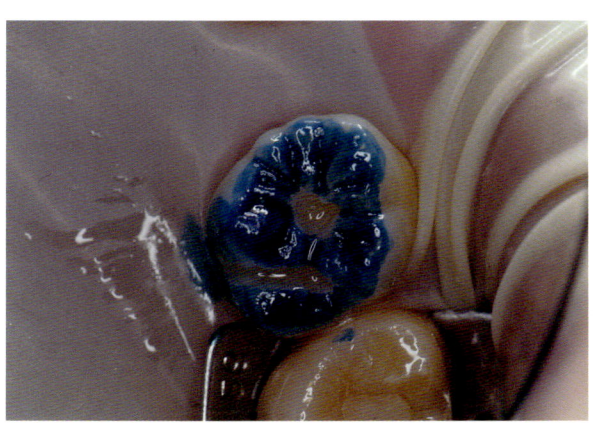

図131 ボンディング材を塗布後エアブロー，可視光線を照射して硬化を図る．

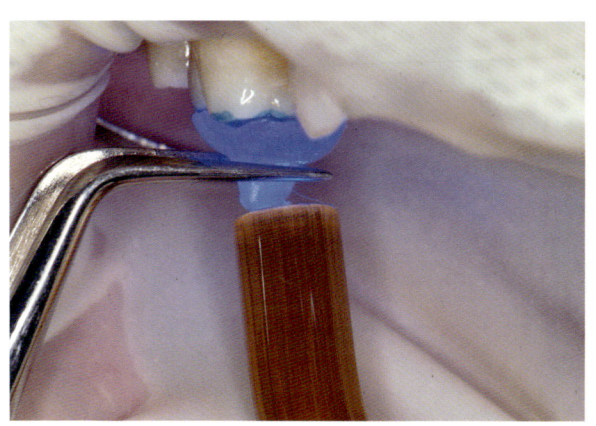

図132 コンポジットレジンを塡塞後自家製マトリックスで圧接，可視光線照射を行って硬化を図る．

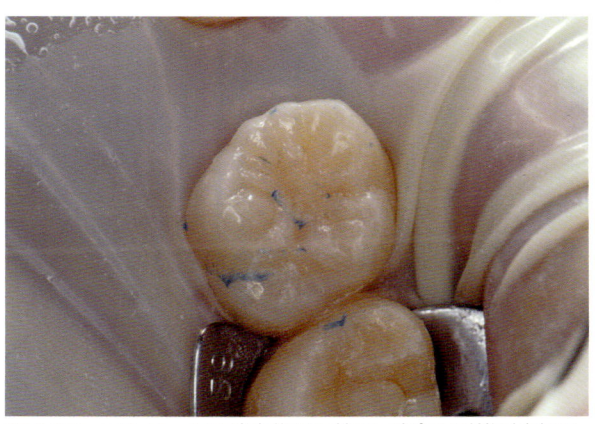

図133 マトリックス除去後の圧接面，咬合面形態が良好に回復されている．当日は咬合干渉部や早期接触部の除去に止める．

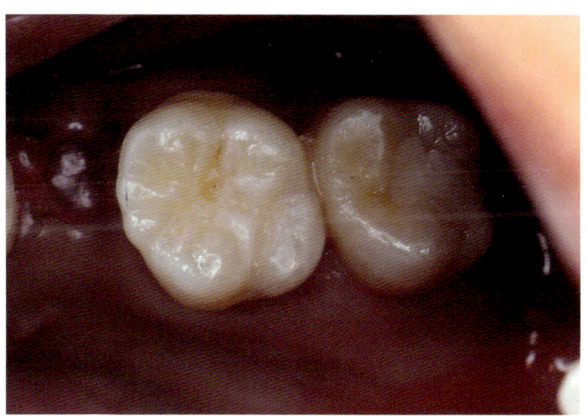

図134 術後 完成所見．次回来院時に仕上げ・研磨を行って解剖学的・機能的形態を完全に回復する．

第2章 コンポジットレジン修復の臨床

3 特発性侵蝕症，咬耗症，摩耗症，齲蝕の合併症
(図135〜142)

患者：79歳，男性　患歯：6543|生活歯

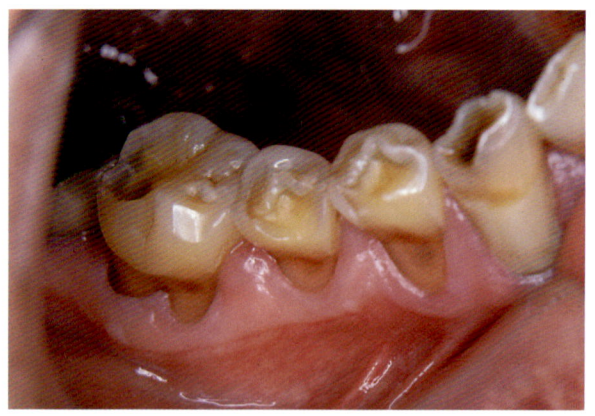

図135　術前　頰側面所見

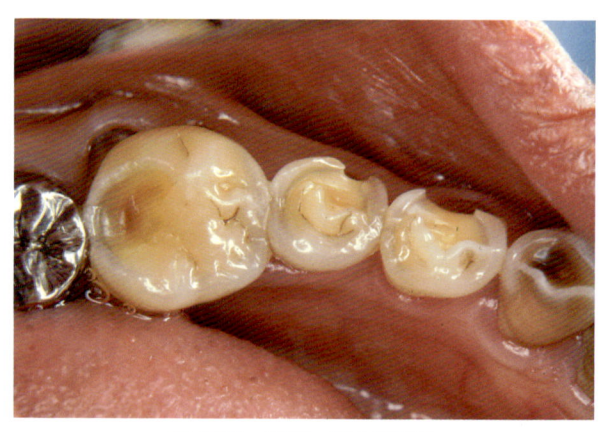

図136　術前　咬合面所見

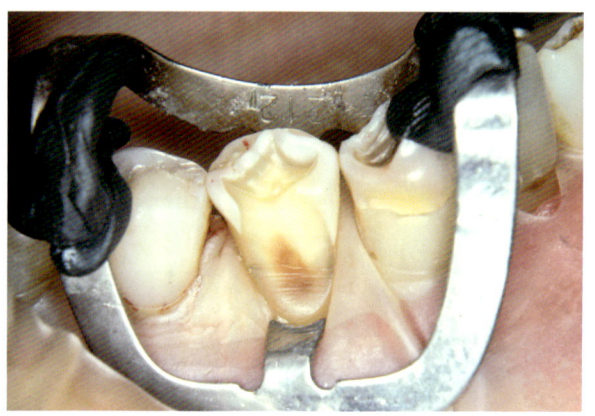

図137　ラバーダム防湿後　4|#212
歯頸部用クランプで歯肉排除

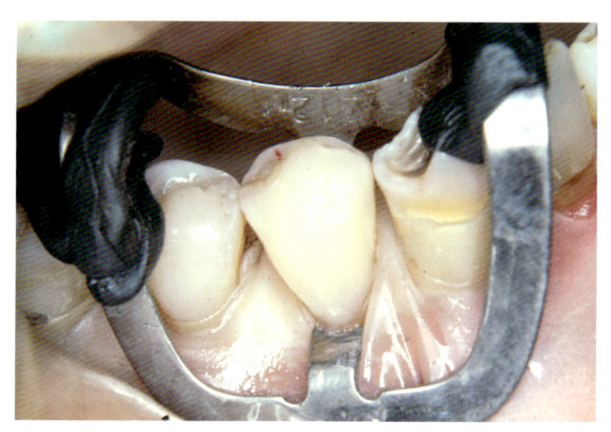

図138　コンポジットレジンで接着修復

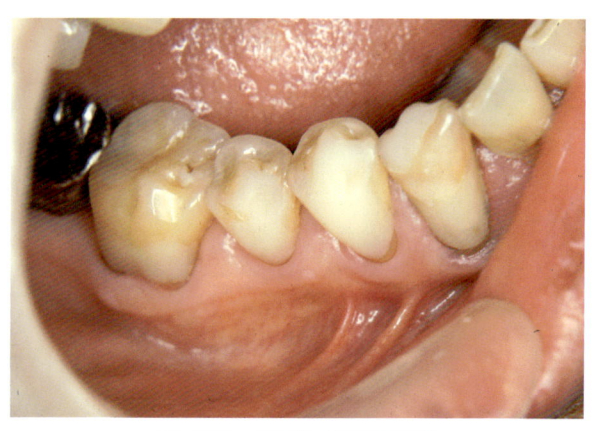

図139　修復後の頰側面所見

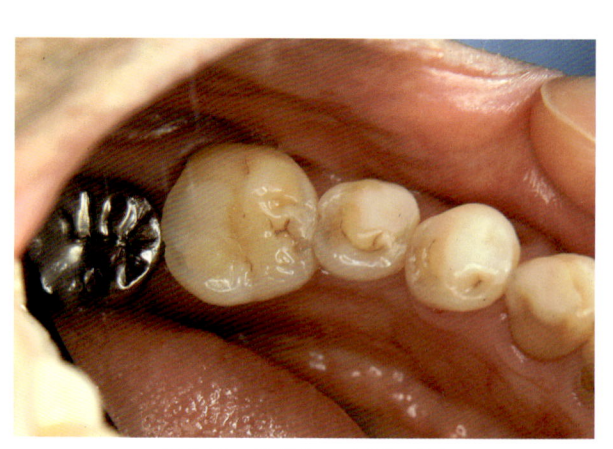

図140　修復後の咬合面所見

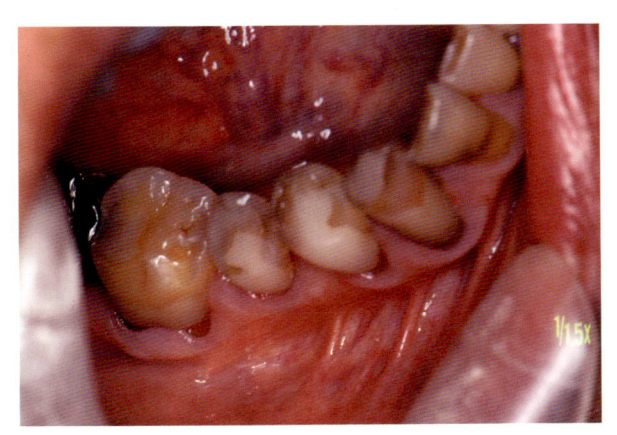

図141　11年経過時の頬側面所見（患者89歳）

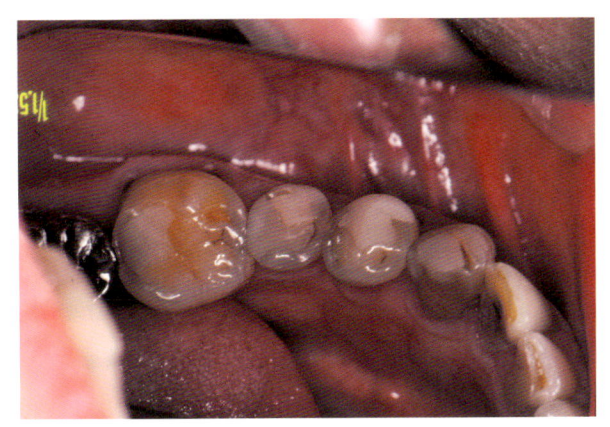

図142　11年経過時の咬合面所見（患者89歳）

4　エナメル質減形成，針状齲蝕，無髄歯・旧修復物の変色による審美不良

（図143～146）

患者：21歳，女性　$\frac{3+3}{3+3}$：生活歯（$\underline{1}$：無髄歯）

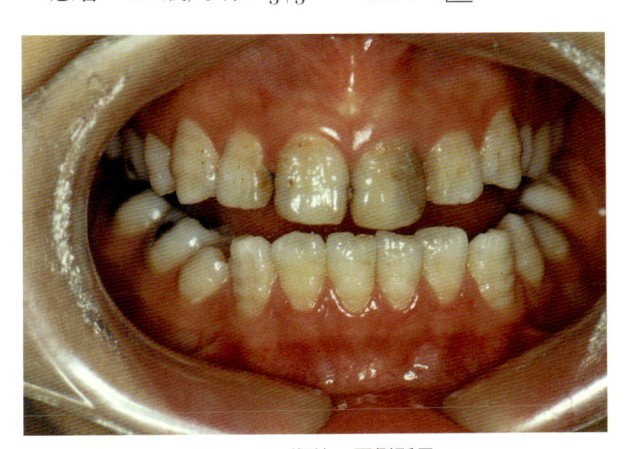

図143　術前　唇側所見

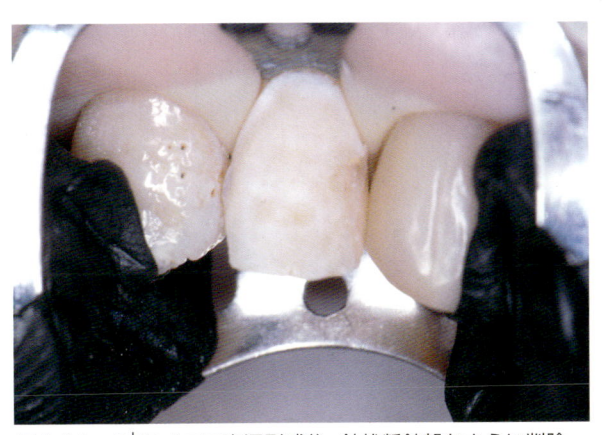

図144　$\underline{2}$にベニア窩洞形成後，針状齲蝕部をさらに削除後，リン酸エッチングを行う．

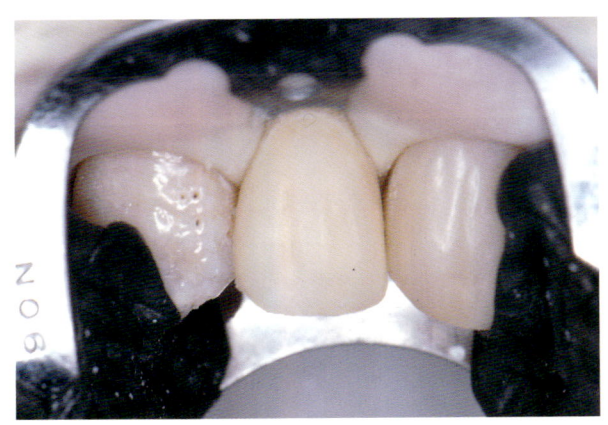

図145　$\underline{2}$　ボンディング材塗布，可視光線照射，コンポジットレジン塡塞後再度光照射を行って硬化を図る．

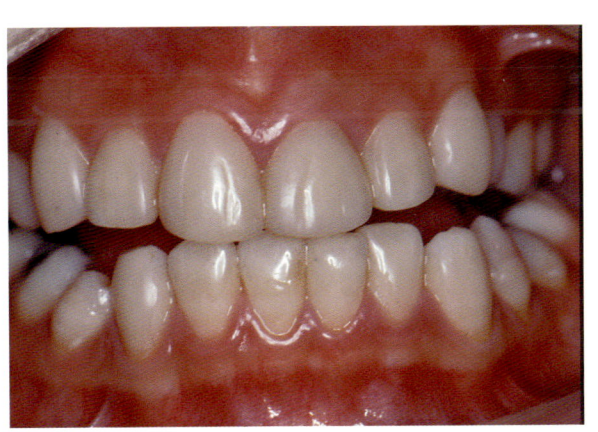

図146　術後　唇側所見

第2章　コンポジットレジン修復の臨床　65

5 テトラサイクリン変色歯による審美不良

（図147〜154）

患者：13歳，女児　　患歯：$\frac{3\pm3}{3\pm3}$ F3の変色，生活歯

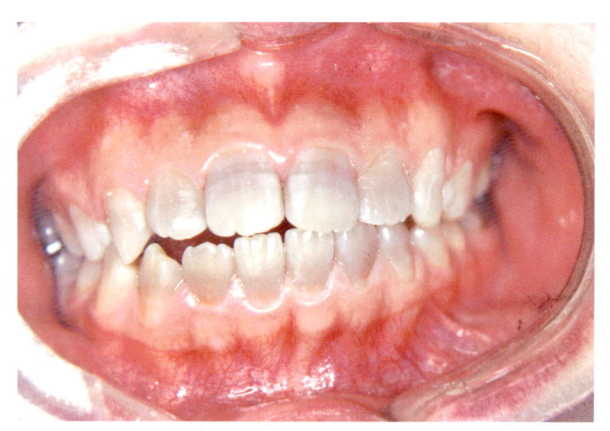

図147　術前　唇側所見

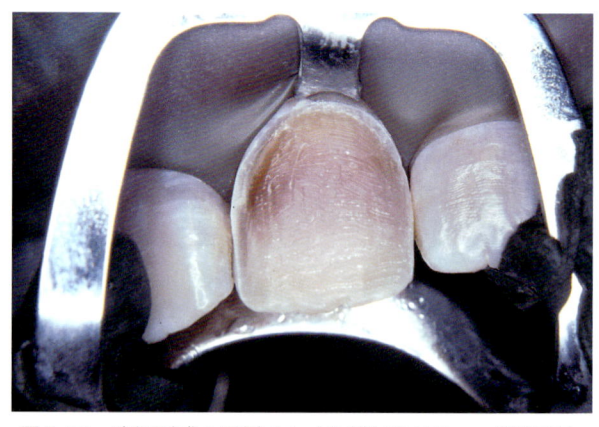

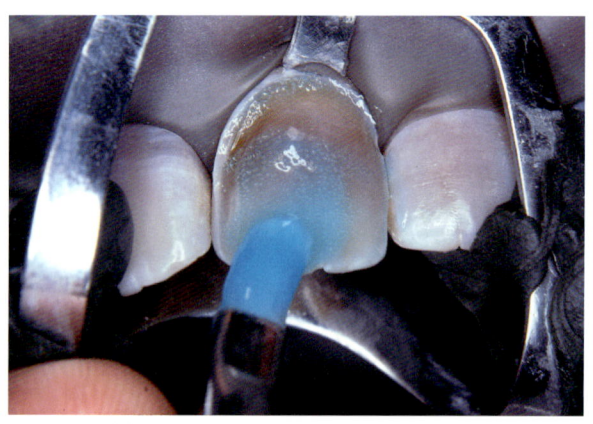

図148　窩洞形成：唇側エナメル質を約0.5mm削除する．

図149　酸処理：リン酸水溶液で40秒間エッチング後，水洗・乾燥する．

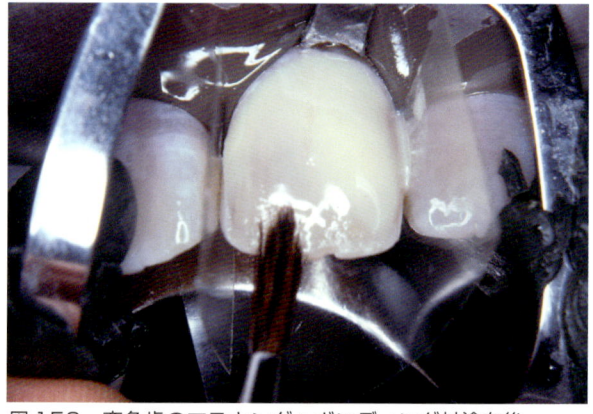

図150　変色歯のマスキング：ボンディング材塗布後オペーカーでマスキング，可視光線を照射して硬化を図る．

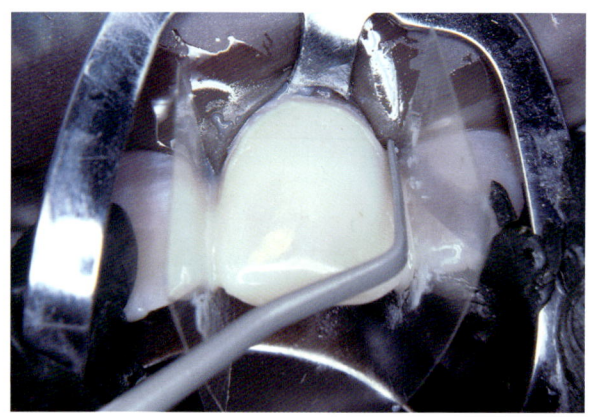

図151　コンポジットレジンの塡塞：クラウンホームに盛って窩洞面に圧接，余剰部を除去する．

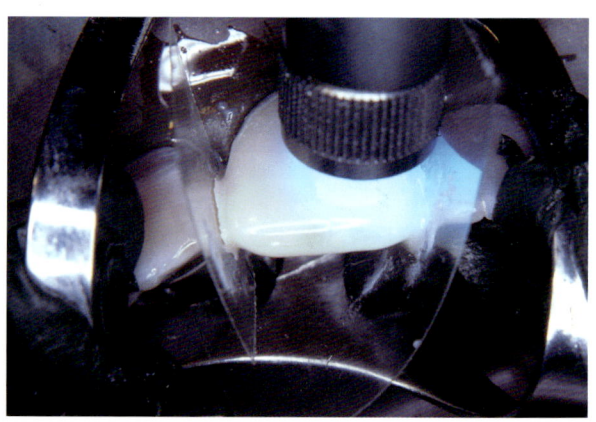

図152　可視光線照射：1回20秒間，3回の分割照射を行って，確実に硬化する．

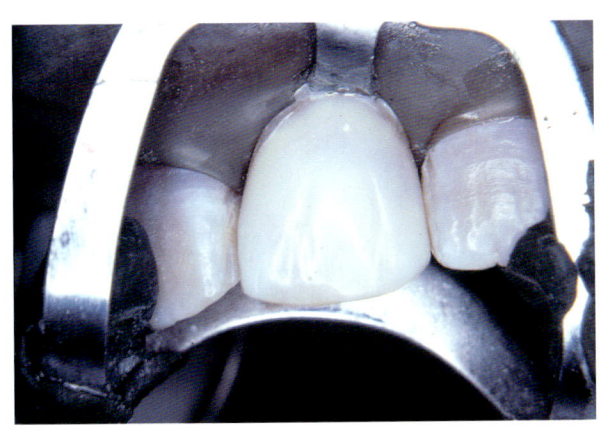

図153　形態修正：余剰部を除去し適正形態を修正する.

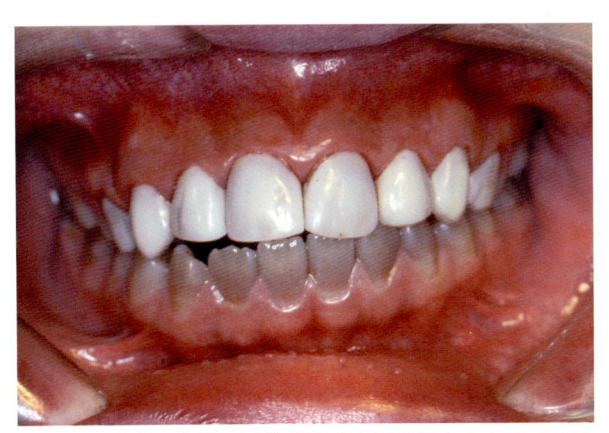

図154　術後　上顎の唇側所見．次回来院時に仕上げ・研磨を行って面の滑沢化を図る.

6　修復後8カ年経過した5級修復の窩縁部褐線による審美不良

（図155～158）

患者：63歳，女性　　患歯：⎿1　生活歯

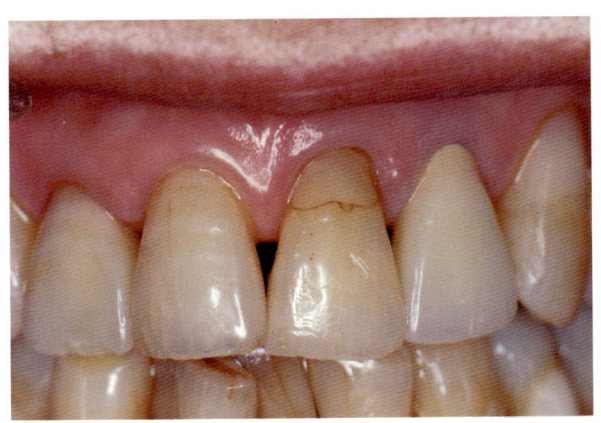

図155　術前所見．ラバーダム防湿後#212クランプで歯肉排除

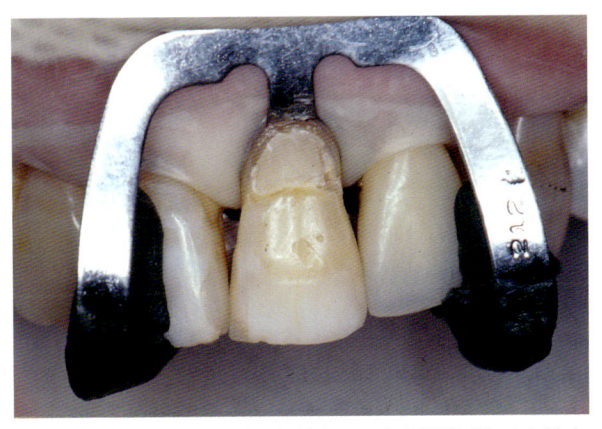

図156　FG F440R（D）で褐線部のみを窩洞形成により除去

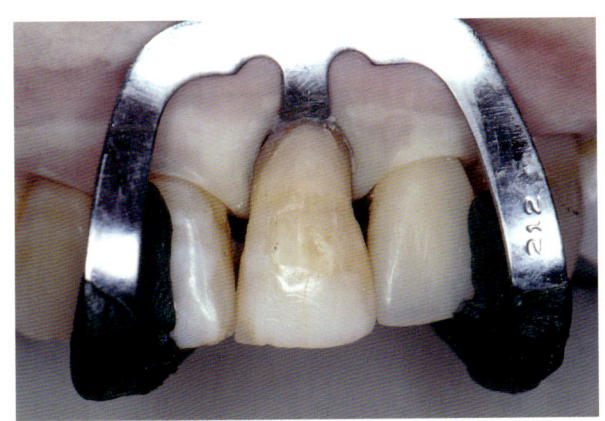

図157　シランカップリング剤入りセルフエッチングプライマー処理後ボンディング材を塗布しコンポジットレジンを塡塞する.

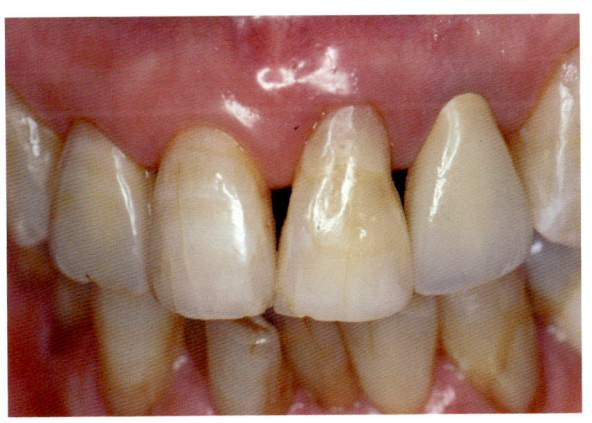

図158　術後所見．MIによる再修復で歯質侵襲は最小となっている.

第2章　コンポジットレジン修復の臨床

7 修復後7カ年経過して変色・咬耗した2級修復歯の審美咀嚼不良（補修修復）

（図159～166）

患者：52歳，女性　患歯：5̄4̄ 生活歯

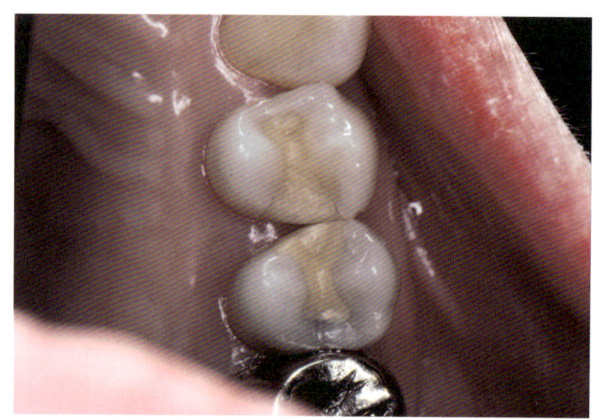

図159　術前所見．5̄4̄コンポジットレジン修復後7カ年経過

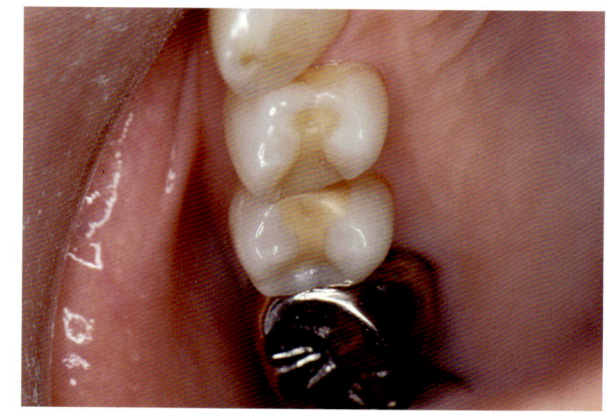

図160　近心側所見では，変色と咬耗による咬合低位が観察される．

図161　4のレプリカ-SEM写真：咬耗による咬合低位が確認される．

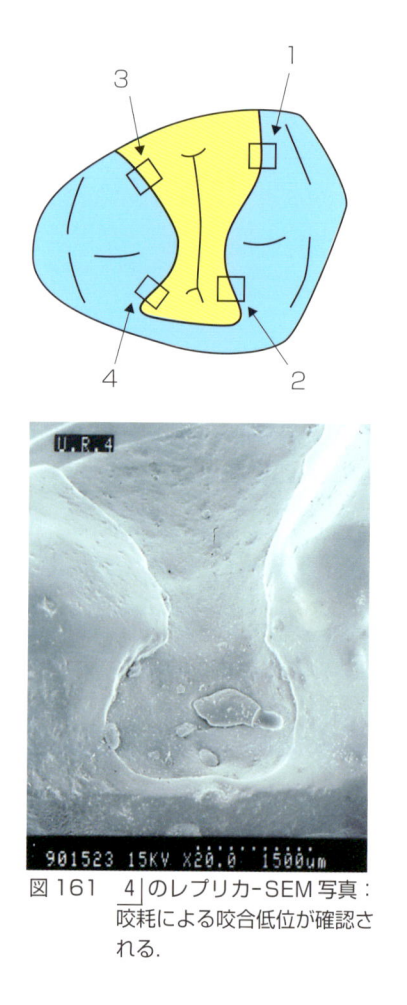

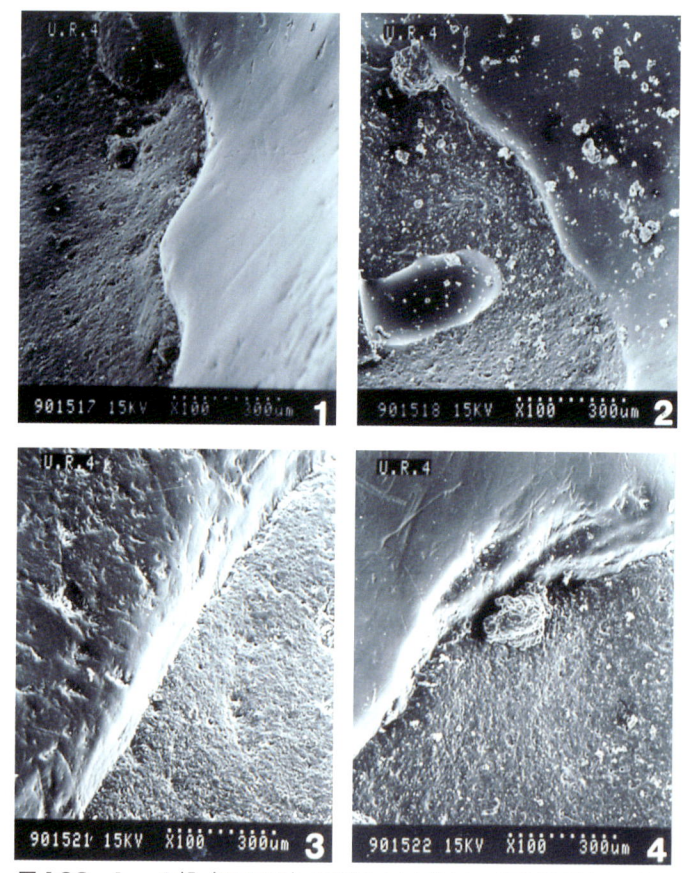

図162　1～4部（図161）の強拡大レプリカ-SEM写真：いずれの部位にも階段形成が認められる．

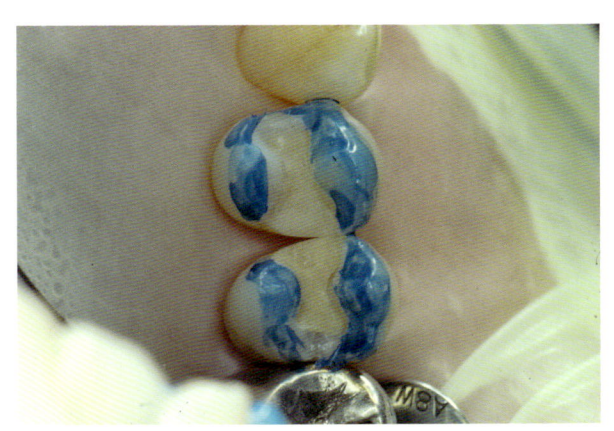

図163 ラバーダム防湿後, 54|の表層約0.5mmをダイヤモンドポイントで削除する.

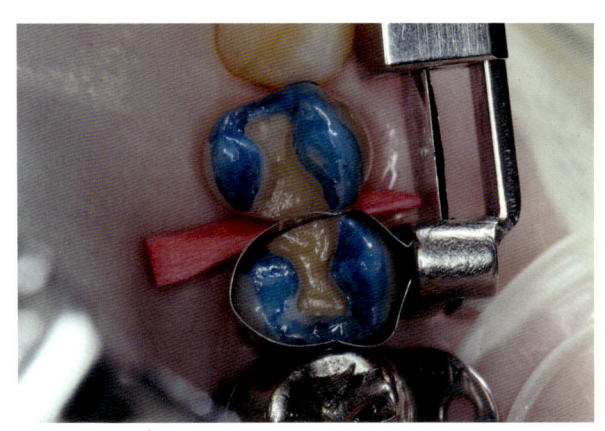

図164 5|に隔壁を装着後, リン酸エッチング・水洗・乾燥後, ポーセレンボンド・ボンディング材を塗布する.

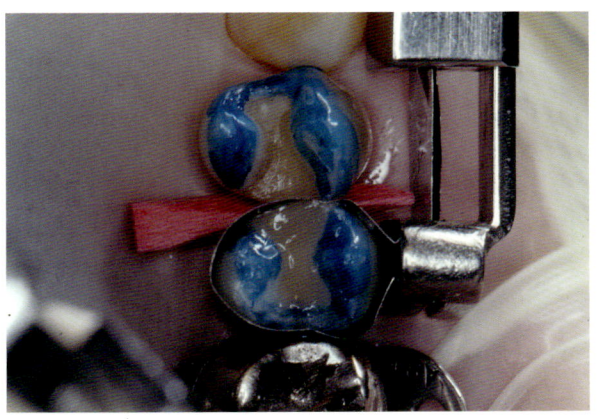

図165 5|にコンポジットレジンを積層法で填塞し, 賦型後に可視光線を照射して硬化を図る.

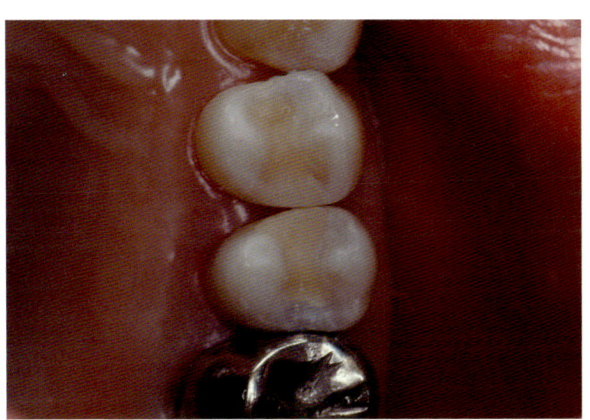

図166 術後所見
4|についても同様に修復し, 仕上げ・研磨を行って54|の補修修復を完了する.

第3章　コンポジットレジンインレー修復

I. コンポジットレジンインレー修復の利点

コンポジットレジン直接填塞修復法では，修復が困難な症例，比較的大型で適正形態の付与が難しい窩洞，隣接面を含み接触点や形態の回復が難しく，隣接面歯頸部の適合が難しい窩洞などに適応される審美的修復法である（図167）．

1. 間接法の採用により解剖学的，機能的形態回復が容易である
    特に，隣接面や咬合面形態の微細形態が作りやすい．

2. 優れた窩壁適合性，辺縁部適合性を有する
    重合収縮，セメント厚径を小さくコントロールできる．

3. 優れた審美修復ができる
    多種類のシェードやティント材を適宜活用しやすい．

4. 優れた耐久性が期待できる
    加熱・加圧により，重合促進を図り機械的強さを向上できる（圧縮強さ，圧縮比例限強度，間接引張り強さ，曲げ強さ，内部応力，耐摩耗性など）

5. 比較的簡単な操作性を有する
    チェアータイムを短縮できる．

6. エックス線造影性がある

7. 即日修復も可能である
    鋳造操作など繁雑な技工操作が不要である．

図167　コンポジットレジンインレーの利点

II. コンポジットレジンインレー修復の適応症と禁忌症
（図168，169）

1. 小臼歯，大臼歯の1級窩洞（単純・複雑）

2. 2級窩洞（MOD窩洞を含む）
    a. 歯冠色による審美修復を望む患者
    b. 直接充填修復が困難な患者
    c. 治療を急いでいる患者
    d. 金属アレルギーの患者

図168　適応症

1. 大臼歯の機能咬頭を含む大型修復

2. 習慣性の歯ぎしり患者の修復

3. 最後臼歯における大型修復

4. 多数歯にわたる修復

図169　禁忌症

Ⅲ. コンポジットレジンインレー窩洞 （図170〜173）

1. コンケーブ窩洞にする
2. 深さは最低1.0mm以上とする
3. 窩底は平坦でなくてもよい
4. 隅角は丸みを付ける（点・線角，髄・軸線角移行的にする）
5. ベベルは付けない（修復物辺縁の厚径保持）
6. 咬合接触点に窩縁を設定しない
7. 要所に部分裏層して歯髄保護を図る
8. 象牙質レジン含浸層による歯髄保護層の形成

図170　レジンインレー窩洞形態の要点

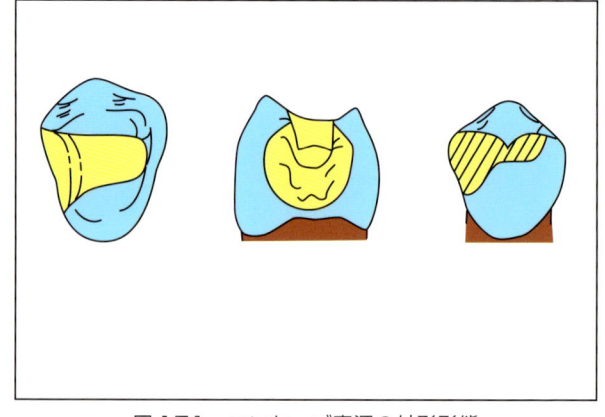

図171　コンケーブ窩洞の外形形態

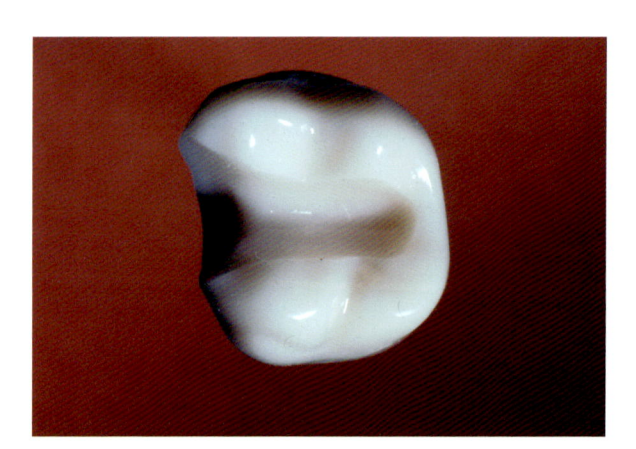

図172　大臼歯コンケーブ窩洞：咬合面所見

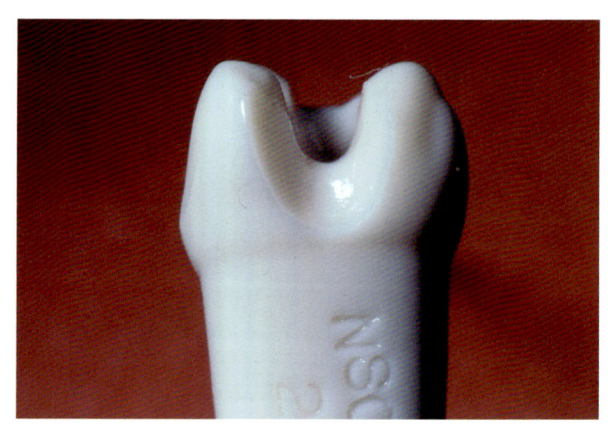

図173　大臼歯コンケーブ窩洞：隣接面所見

Ⅳ. コンポジットレジンインレー製作法の種類と手順

1 製作法の種類

1）間接法，2）直接法

2 製作法の手順

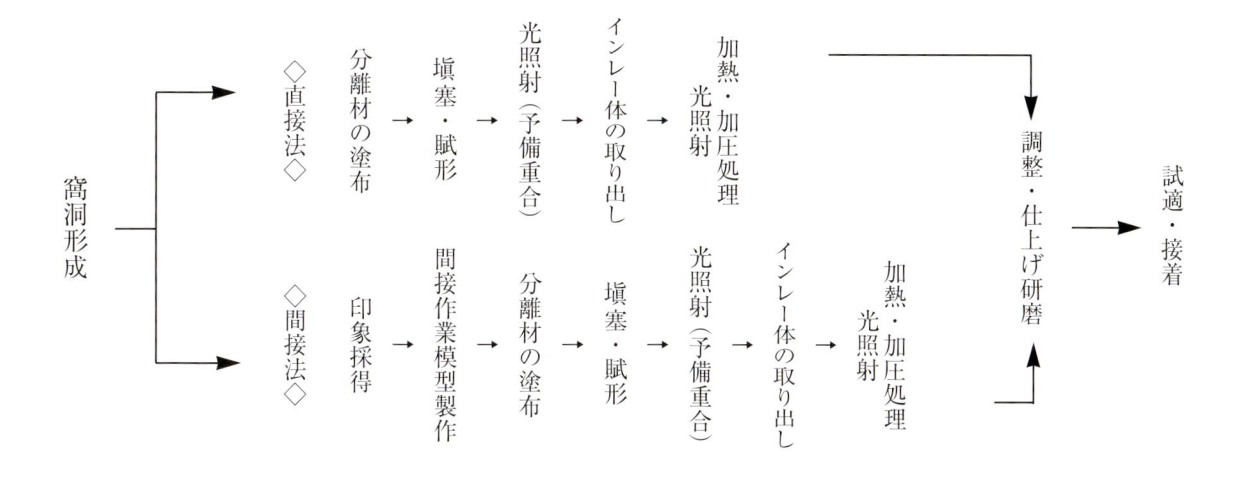

窩洞形成 → ◇直接法◇ → 分離材の塗布 → 塡塞・賦形 → 光照射（予備重合）→ インレー体の取り出し → 加熱・加圧処理 光照射 → 調整・仕上げ研磨 → 試適・接着

窩洞形成 → ◇間接法◇ → 印象採得 → 間接作業模型製作 → 分離材の塗布 → 塡塞・賦形 → 光照射（予備重合）→ インレー体の取り出し → 加熱・加圧処理 光照射 → 調整・仕上げ研磨 → 試適・接着

Ⅴ. コンポジットレジンインレー修復症例

1 臼歯部における比較的大型の齲蝕，二次齲蝕 複雑窩洞

（図174〜179）

患者：17歳，男性　患歯：765⎤ 生活歯

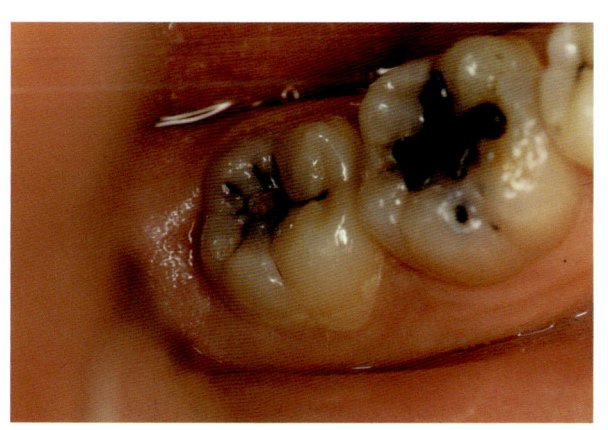

図174　術前咬合面所見

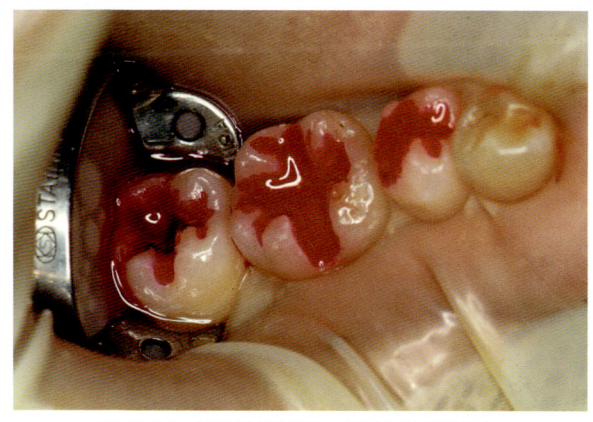

図175　齲蝕検知液®による罹患歯質染色

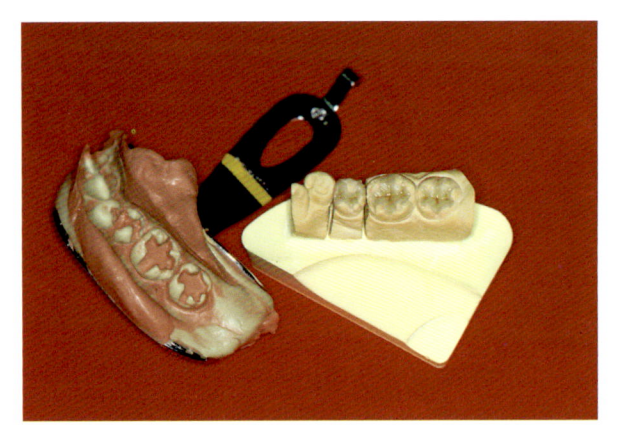

図176　間接模型の製作

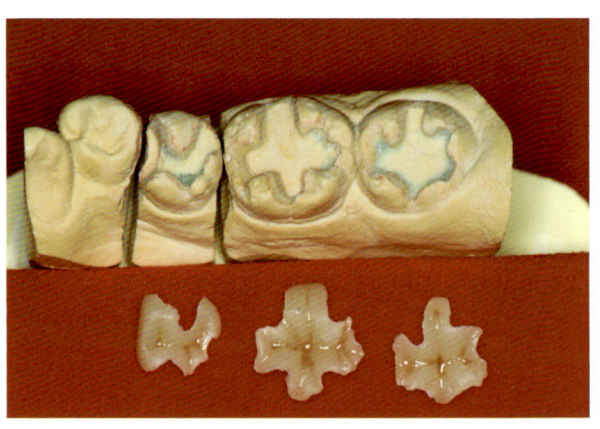

図177　製作されたコンポジットレジンインレー

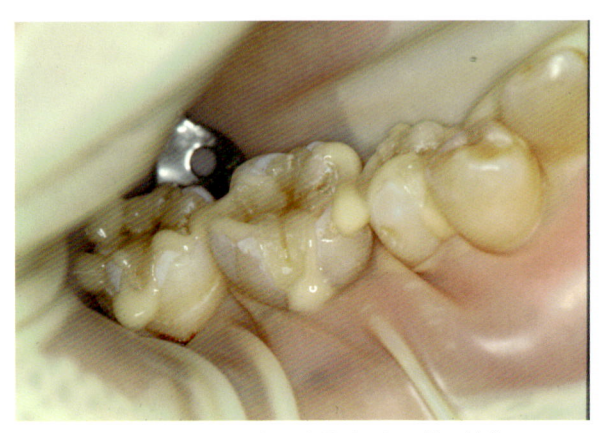

図178　セメントによるインレー体の接着

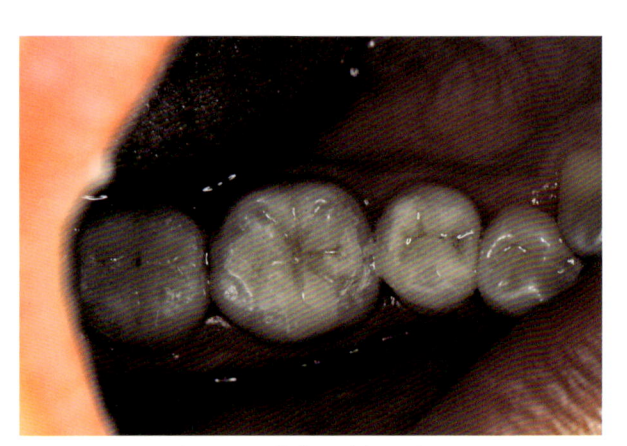

図179　術後の咬合面所見

2　咬合面峡部における旧アマルガム修復物の破折・脱離による咀嚼障害

（図180～183）

患者：49歳，女性　　患歯：6|（AF修復後11年経過）

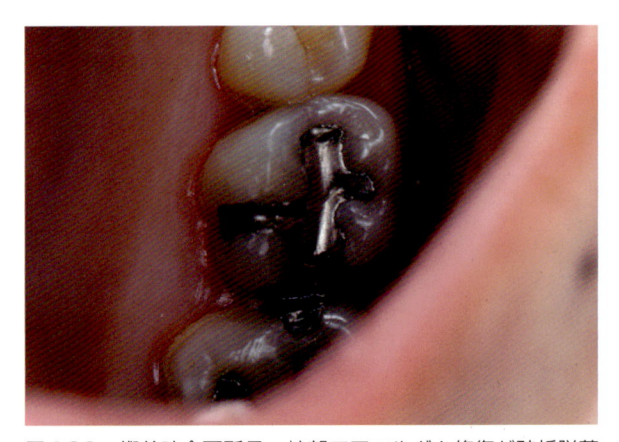

図180　術前咬合面所見：峡部でアマルガム修復が破折脱落している．

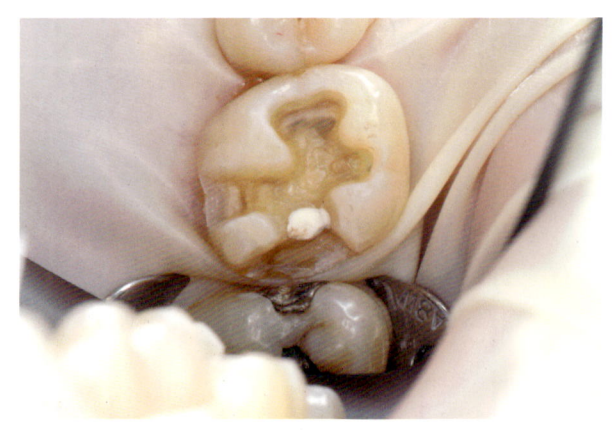

図181　旧修復物を除去しインレー窩洞を形成した．

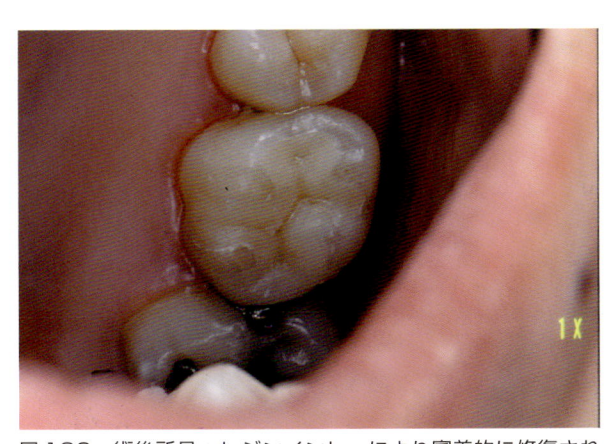

図182 術後所見：レジンインレーにより審美的に修復されている．

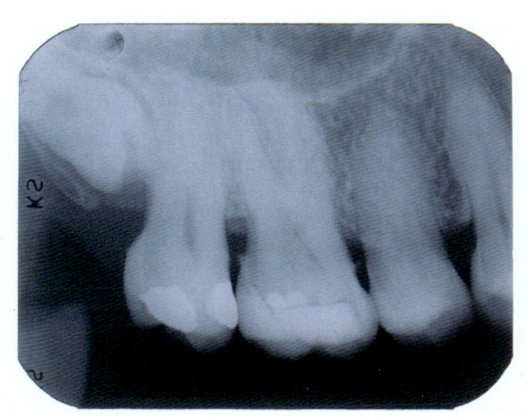

図183 術後エックス線写真：インレーは不透過像を呈し適合状態が識別できる．

第3章 コンポジットレジンインレー修復

<付録1>

齲蝕要因・病態と対応法

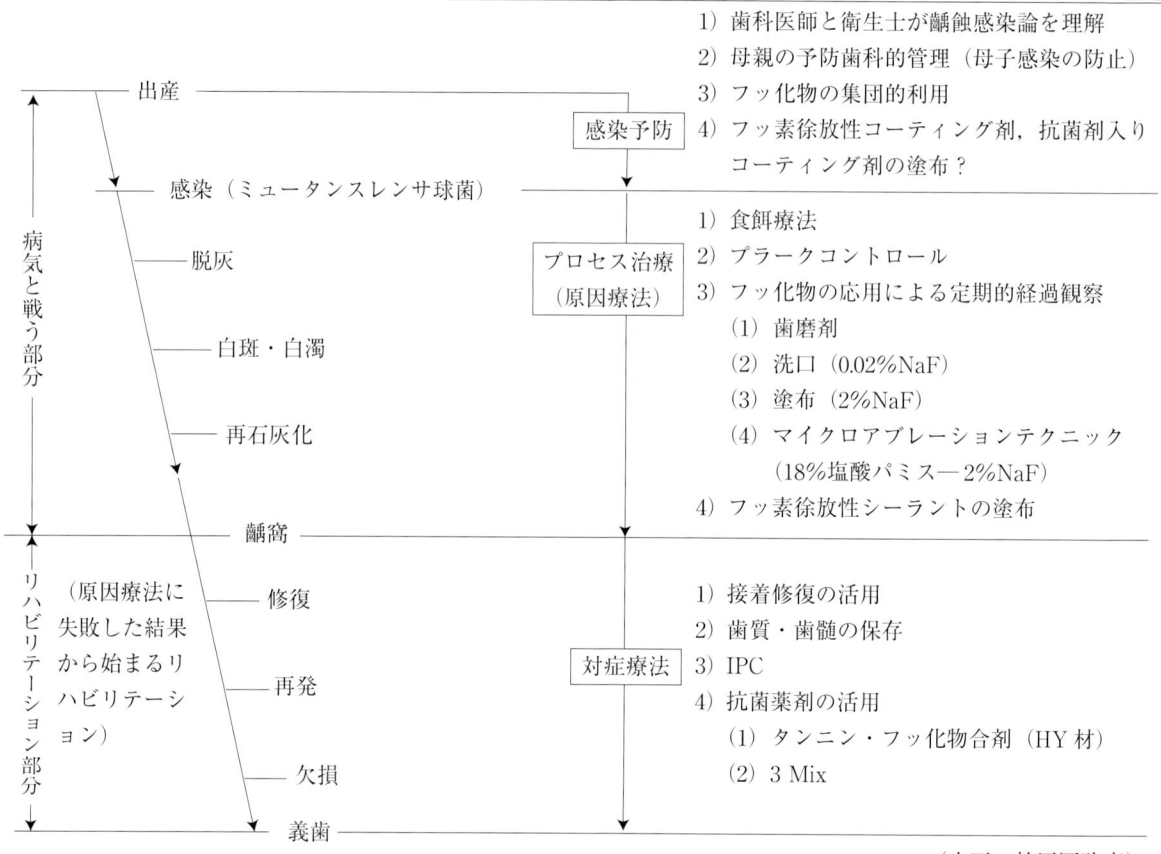

病気と戦う部分		感染予防	1）歯科医師と衛生士が齲蝕感染論を理解 2）母親の予防歯科的管理（母子感染の防止） 3）フッ化物の集団的利用 4）フッ素徐放性コーティング剤，抗菌剤入りコーティング剤の塗布？
	出産 感染（ミュータンスレンサ球菌） 脱灰 白斑・白濁 再石灰化	プロセス治療 （原因療法）	1）食餌療法 2）プラークコントロール 3）フッ化物の応用による定期的経過観察 　（1）歯磨剤 　（2）洗口（0.02%NaF） 　（3）塗布（2%NaF） 　（4）マイクロアブレーションテクニック 　　　（18%塩酸パミス―2%NaF） 4）フッ素徐放性シーラントの塗布
	齲窩		
リハビリテーション部分 （原因療法に失敗した結果から始まるリハビリテーション）	修復 再発 欠損 義歯	対症療法	1）接着修復の活用 2）歯質・歯髄の保存 3）IPC 4）抗菌薬剤の活用 　（1）タンニン・フッ化物合剤（HY材） 　（2）3 Mix

（山下　敦原図改変）

<付録2>

齲蝕処置法のチャート

齲蝕診査（歯科保健指導／TBI―スケーリング，飲・食物指導，嗜好品の制限，労働条件・職場環境の改善，他）

- 実質欠損なし（CO）―白斑・白濁―フッ化物応用による再石灰化療法と定期的経過観察
  （フッ素入り歯磨剤の使用，フッ化物溶液による洗口，フッ化物の塗布，マイクロアブレーションテクニック）

- 実質欠損あり
  - 軽　度（C_1ないしC_2の中等度）―齲蝕検知液をガイドに感染・軟化部削除―接着修復
  - 中等度（C_2の高度／露髄の危険性なし）―齲蝕検知液をガイドに感染・軟部削除―覆髄・裏層―接着修復
    （接着性レジン）
  - 高　度（C_3／感染・軟化部完全削除により露髄の危険性大）
    - 自発痛なし―感染・軟化象牙質残置―暫間的間接覆髄（IPC）―経過観察（X線）―　感染・軟化部完全除去　覆髄・裏層　―接着修復
      （接着性レジン，$Ca(OH)_2$製剤，3 Mix）
    - 自発痛あり―露髄，出血・排膿，内圧軽減，CPもしくはJ綿球・サンダラック綿球・開放，
      ―鎮痛剤投与―経過観察―自発痛継続―抜髄―根管治療・根管充填―無髄歯接着修復
      　　　　　　　　　　　　―自発痛軽減・消退―
  - 高　度（C_3／露髄あり）
    - 自発痛なし― 10%NaOCl（ADゲル®）塗布―ケミカルサージャリー―直接覆髄―接着修復
      （接着性レジン，$Ca(OH)_2$製剤，3 Mix）　　　　　　仮　封
      →経過観察（3週間から3カ月間）・臨床症状（－）―接着修復
    - 自発痛あり― 10%NaOCl（ADゲル®）塗布―ケミカルサージャリー，内圧軽減，CP
      もしくはJ綿球・サンダラック綿球・開放，
      ―鎮痛剤投与―経過観察―自発痛継続―抜髄―根管治療・根管充填―無髄歯接着修復
      　　　　　　　　　　　　―自発痛軽減・消退―
  - 高　度（C_3／全部歯髄死）―感染根管治療―症状消退―根管充填―無髄歯接着修復
    （根管消毒薬，$Ca(OH)_2$，3 Mix）
    　　　　　　　　　　　　　―症状継続―外科的歯内療法（根管充填）
    　　　　　　　　　　　　　―抜歯

<付録3>

外傷性破折歯の分類と保存的処置法

分類		臨床所見	保存的処置法
Ⅰ級 （歯冠破折）	1類	エナメル質の亀裂	通常は歯髄症状なし→放置．目立って審美不良の場合はコンポジットレジン修復
	2類	エナメル質の破折	鋭縁の削除 コンポジットレジン修復
	3類	象牙質までの破折	コンポジットレジンもしくはその他の接着修復 破折歯冠の接着修復
	4類	歯髄に達する破折	直接覆罩　　　欠損に準じた歯冠修復 生活断髄　　　破折歯冠の接着修復 抜髄・歯内治療
Ⅱ級 （歯根破折）	1類	歯頸側1/3付近の破折	保存不可能な場合→抜歯 保存可能な場合 　　歯肉切除・歯内治療　→　築造・歯冠修復 　　　　　　　　　　　↗　破折歯冠の接着修復 　　歯内治療・エクストルージョン
	2類	根中央部1/3付近の破折	保存不可能な場合→抜歯 保存可能な場合 　　整復・暫間固定→経過観察 　　　　　　　　　↘歯内治療→歯冠修復 　　　　　　　　　　　歯内骨内インプラント・歯冠修復
	3類	根尖側1/3付近の破折	保存不可能な場合→抜歯 保存可能な場合 　　整復・暫間固定→経過観察 　　　　　　　　　↘歯内治療→歯冠修復 　　　　　　　　　　　根尖部破折片の除去・歯冠修復
Ⅲ級 （歯冠・歯根破折）	1類	斜破折	保存不可能な場合→抜歯 保存可能な場合 〔露髄なし〕　歯肉切除（剥離） 　　　　　　　↓ 　　　　　Ⅰ級3類に準ずる 〔露髄あり〕　歯肉切除（剥離） 　　　　　　　↓ 　　　　　Ⅰ級4類に準ずる
	2類	縦破折	保存不可能な場合→抜歯 保存可能な場合 〔感染根管〕→破折部の接合（結紮，マトリックス装着） 　　　→接着性レジン・コンポジットレジンによる破折部の封鎖・髄壁形成→歯内治療→歯冠修復 〔生活歯〕→破折部の接合（結紮，マトリックス装着） 　　　→抜髄・根管形成→接着性レジン・コンポジットレジンによる破折部の封鎖・髄壁形成→歯内治療→歯冠修復 〔外科的保存治療（臼歯部）〕→根分割・抜歯→歯冠修復

（加藤，大久保；1991年．加藤改訂1995年）

参考文献

1) 原　学郎, 石川達也, 高橋一祐, 藤井弁次, 岩本次男, 勝山　茂, 亀田寧久, 河野　篤, 片山伊九右衛門, 加藤喜郎, 木村健一：保存修復の基本マニュアル, 第1版, 医歯薬出版, 東京, 1980.

2) 加藤喜郎：コンポジットレジンの辺縁封鎖性, デンタルダイヤモンド（増刊号）, 71：182-197, 1981.

3) Stanley HR : Human pulp response to restorative dental procedures, Revised Edit., Storter Printing Co., Inc., Gainsville, Florida, 1981.

4) Brännström M: Dentin and Pulp in Restorative Dentistry, Dental Therapeutics A B, Nacka Swed., 1981.

5) 加藤喜郎：接着性コンポジットレジンによる切端破折歯の修復法とその臨床の実際, 歯界展望, 別冊：162-174, 1983.

6) 加藤喜郎：接着性コンポジットレジンによる前歯の審美的修復(1), ザ・クインテッセンス, 2(4)：36-42, 1983.

7) 加藤喜郎：接着性コンポジットレジンによる前歯の審美的修復(2), ザ・クインテッセンス, 2(5)：152-163, 1983.

8) 上杉　昌：マイクロフィルドコンポジットレジン修復歯の経時的変化に関する基礎的および臨床的研究　第1報　辺縁封鎖性について, 日歯保存誌, 26:371-386, 1983.

9) 上杉　昌：マイクロフィルドコンポジットレジン修復歯の経時的変化に関する基礎的および臨床的研究　第2報　臨床成績について, 日歯保存誌, 26:387-411, 1983.

10) 山木昌雄：エナメル・エッチング法の役割と臨床上の使用条件, 斉藤季夫, 藤井弁次, 増原英一；歯科臨床と接着, 歯界展望／別冊, 37-48, 医歯薬出版, 東京, 1983.

11) 加藤喜郎, 大川　新, 山口龍司, 上杉　昌, 高木佳子：レジン系材料を用いたベニアリングテクニックによる審美性の回復（上）, 歯界展望, 66：357-367, 1985.

12) 加藤喜郎, 大川　新, 山口龍司, 上杉　昌, 高木佳子：レジン系材料を用いたベニアリングテクニックによる審美性の回復（下）, 歯界展望, 66：583-588, 1985.

13) 山口龍司, 高木佳子, 片岡昌士, 定梶　龍, 土田泰明, 加藤喜郎：透明サービカルマトリックスの使用が光線重合型コンポジットレジンの硬化態度に及ぼす影響について, 日歯保存誌, 29：1342-1349, 1986.

14) 片岡昌士, 加藤喜郎：臼歯修復用コンポジットレジン修復歯の経時的変化に関する基礎的および臨床的研究　第1報　材料間, 填塞法と窩縁形態が辺縁封鎖性に与える影響について, 日歯保存誌, 29：1103-1123, 1986.

15) 片岡昌士, 加藤喜郎：臼歯修復用コンポジットレジン修復歯の経時的変化に関する基礎的および臨床的研究　第2報　窩縁形態と填塞法が修復歯の臨床的経過におよぼす影響について－短期的観察－, 日歯保存誌, 29：1124-1150, 1986.

16) 加藤喜郎, 上杉　昌：マスキング法による変色歯・形態異常歯の修復法, カラーアトラス歯科臨床講座Ⅱ［補遺版］, 703-710, 医歯薬出版, 東京, 1986.

17) 新海航一, 加藤喜郎：臼歯修復用コンポジットレジンに関する臨床的研究－広範囲欠損窩洞修復歯の臨床経過－, 日歯保存誌, 30：46-78, 1987.

18) 加藤喜郎：コンポジットレジンによる変色歯のマスキング・テクニック, DE, 83：2-5, 1987.

19) 加藤喜郎：コンポジットレジンによるラミネートベニア修復術式と臨床／ラミネートベニアの臨床, 49-80, クインテッセンス出版, 東京, 1988.

20) 加藤喜郎, 小野瀬英雄：カラーアトラス　保存修復の臨床, 第1版, 医歯薬出版, 東京, 1988.

21) 保母須弥也, 加藤喜郎, 岩田健男：ラミネートベニアの臨床, クインテッセンス出版, 東京, 1988.

22) 新海航一, 山口龍司, 加藤喜郎：臼歯修復用コンポジットレジンに関する臨床的研究－広範囲欠損窩洞修復歯の臨床経過（3カ年所見）－, 日歯保存

誌, 32：70-81, 1989.

23) 片岡昌士, 新海航一, 山口龍司, 加藤喜郎：臼歯修復用コンポジットレジン修復歯の経時的変化に関する基礎的および臨床的研究　第3報　窩縁形態と填塞法が修復歯の臨床的経過におよぼす影響について（3カ年の観察成績）, 日歯保存誌, 32：920-933, 1989.

24) 加藤喜郎：前歯の審美修復　可視光線重合型コンポジットレジンによるラミネートベニア修復, クインテッセンス, 別冊／歯科のエステティックを考える：84-92, 1989.

25) 吉岡弘行, 加藤喜郎：歯頸部くさび状欠損窩洞における可視光線重合型コンポジットレジンの辺縁封鎖性に関する研究, 日歯保存誌, 33：1262-1278, 1990.

26) 山木昌雄：コンポジットレジン修復法, 橋本弘一, 野口八九重, 高橋重雄；標準歯科理工学；第1版, 19-36, 医学書院, 東京, 1990.

27) 高木　淳, 高橋弘直, 長谷川圭介, 加藤喜郎：コンポジットレジンの内部気泡と機械的性質に関する研究, 日歯保存誌, 34：34-44, 1991.

28) 高橋治夫, 新海航一, 加藤喜郎：コンポジットレジンインレーの辺縁封鎖性および歯質接着強さに関する研究, 日歯保存誌, 34：1136-1149, 1991.

29) 加藤喜郎, 井上　清, 岩久正明, 小野瀬英雄, 下河辺宏功：今日の歯科治療　永久歯齲蝕の処置, クインテッセンス　イヤーブック1991：9-48, 1991.

30) 加藤喜郎：可視光線重合型マトリックス材による新しいコンポジットレジン修復法　第一報　マトリックス材の開発と修復物の硬化特性, 日歯保存誌, 35：964-971, 1992.

31) 加藤喜郎：可視光線重合型マトリックス材による新しいコンポジットレジン修復法　第二報　臨床応用について, 日歯保存誌, 35：972-980, 1992.

32) Katoh Y: Clinico-pathological study on pulp-irritation of adhesive resinous material (Report 1) Histopathological change of the pulp tissue in direct capping, AD 11, 199-211, 1993.

33) Yamauchi J, Nishida K, Wada T and Hosoda H: Development of a new bonding system; Transactions of 2nd Int. Cong. on Dent Mater, 253, Abst No. P-115, 1993.

34) 大久保達人, 加藤喜郎：臼歯修復用コンポジットレジンに関する臨床的研究－小範囲欠損窩洞修復歯の臨床経過（5カ年所見）－, 日歯保存誌, 37：903-933, 1994.

35) 高木佳子, 加藤喜郎：可視光線重合型コンポジットレジンに関する研究－同一窩洞における接着強さと辺縁封鎖性ならびに両者の相関について－, 日歯保存誌, 37：944-956, 1994.

36) 加藤喜郎：接着性レジンによる覆罩法と歯冠修復法, デンタルダイヤモンド, 19：58-61, 1994.

37) 加藤喜郎：第7章　審美修復　6. コンポジットレジン修復の手順, 勝山　茂, 石川達也, 小野瀬英雄；保存修復学；第3版, 152-185, 医歯薬出版, 東京, 1994.

38) 加藤喜郎；最近の審美接着修復－修復材料と生物学的概念の進歩－, 歯科審美, 8：177-196, 1995.

39) 加藤喜郎：保存修復と歯髄保護, 歯学, 83：2-16, 1995.

40) 山木昌雄, 若狭邦男：成形修復材　7. コンポジットレジン, 橋本弘一；スタンダード歯科理工学, 第1版, 197-216, 学建書院, 東京, 1995.

41) 鈴木雅之, 高橋　泉, 加藤喜郎：コンポジットレジン修復における低粘稠性レジンの応用効果に関する研究－歯質接着強さに及ぼす影響と臨床成績－, 日歯保存誌, 39：1058-1067, 1996.

42) Ebihara T and Katoh Y: Histopathological study on development of adhesive resinous material containing calcium hydroxide as direct pulp capping agent, J Conserv Dent, 39：1288-1315, 1996.

43) 中林宣男：超接着－象牙質との接着機構が教えてくれること, 接着臨床研究会編：接着の臨床－治癒を補う歯科治療－, 第1版, 25-37, 医歯薬出版, 東京, 1996.

44) Söderholm K-J : Restorative resins, Anusavice KJ : Phillip's science of dental materials; 10th ed, 273-313, WB Saunders Co, Philadelphia, 1996.

45) Suzaki T and Katoh Y: Histopathological study on 4-META/MMA-TBB resin containing calcium hydroxide as a direct pulp capping agent, J Conserv Dent, 40:49-77, 1997.

46) Katoh Y, Kimura T and Inaba T: Clinicopathological study on pulp-irritation of adhesive resinous materials (Report 2) Clinical prognosis of the pulp tissue directly capped with resinous materials, J Conserv Dent, 40 : 153-162, 1997.

47) Katoh Y, Yamaguchi R, Shinkai K, et al: Clinicopathological study on pulp-irritation of adhesive resinous materials (Report 3) Direct capping effects on exposed pulp of *Macaca fascicularis*, J Conserv Dent, 40 : 163-176, 1997.

48) Katoh Y : Microscopic observation of the wound healing process of pulp directly capped with adhesive resins, AD, 15:229-239, 1997.

49) 加藤喜郎：生物学的接着修復の臨床　1. 基本術式編, 第1版, 121-165, クインテッセンス出版, 東京, 1997.

50) Jin C, Shinkai K, Kimura T, et al. : Pulp response to adhesive composite resin systems - Histopathological evaluation in *Macaca fascicularis*-, J Conserv Dent, 41:643-654, 1998.

51) Shinkai K, Tanaka N, Kitamura Y, et al. : Studies on new fluoride containing light-activated bonding resin Part 3. Pulpal response in *Macaca fascicularis*, J Conserv Dent, 41 : 708-718, 1998.

52) 千田　彰："ウェットボンディング"と"第五世代接着システム", Dental Diamond 23 (6) : 138-143, 1998.

53) 加藤喜郎, 小野瀬英雄：カラーアトラス　保存修復の臨床, 第2版, 15-86, 医歯薬出版, 東京, 1998.

54) Ohara A and Katoh Y : Histopathological study on healing properties of exposed pulp alternately treated by different chemical cleansing and direct capping agents , J Conserv Dent, 42: 435-458, 1999.

55) Kitamura Y and Katoh Y : Histopathological study on healing properties of exposed pulp irradiated by laser and capped directly with adhesive resin, J Conserv Dent, 42 : 461-477, 1999.

56) Katoh Y, Kimura T and Inaba T : Clinicopathological study on pulp-irritation of adhesive resinous materials (Report 4) Long-term clinical prognosis of the pulp tissue directly capped with resinous materials, J Conserv Dent, 42 : 989-995, 1999.

57) 新海航一：臼歯用コンポジットレジン修復歯の臨床経過　長期予後成績に及ぼす諸因子の検討, 接着歯学, 17 : 251-257, 1999.

58) 加藤喜郎：接着性材料による生物学的う蝕治療, 日歯医学会誌, 18:104-107, 1999.

59) Jin C, Shinkai K and Katoh Y : New development in histopathological studies on adhesive resinous materials having a calcification promoting function as direct pulp capping agent -The effect of $Ca(OH)_2$ on direct capping with self-etching primer and the wound healing process over time-, J Conserv Dent, 43: 85-108, 2000.

60) 山内淳一：接着性コンポジットレジンとプライマー, 増原英一；歯科用接着性レジンと新臨床の展開, 第1版, 40-51, クインテッセンス出版, 東京, 2001.

61) Murchison DF, Chan DCN and Cooley RL : Direct anterior restorations, Summitt JB, Robbins JW, Schwartz RS : Fundamentals of operative dentistry -a contemporary approach-, 2nded, 236-259, Quintessence Publis. Co. Inc, Chicago, 2001.

62) Hilton TJ : Direct posterior esthetic restorations, Summitt JB, Robbins JW, Schwartz RS ; Fundamentals of operative dentistry-acontemporary approach-, 2nd ed, 260-305, Quintessence Publis. Co. Inc, Chicago, 2001.

63) 田中紀裕, 加藤喜郎：Er:YAGレーザーによる窩洞形成と高分子接着性レジン修復システムがカニクイザル歯髄に及ぼす影響に関する病理組織学的研究, 日歯保存誌, 44：214-233, 2001.

64) Katoh Y, Sunico M, Medina III VO and Shinkai K: Newly developed diamond points for conservative operative procedure, 26 : 76-80, 2001.

65) 野口八九重, 藤井辨次, 細田裕康, 山下　敦：接着歯学, 第1版, 24-29, 医歯薬出版, 東京, 2002.

66) Katoh Y : Hybridized capping effect of two step bonding system and Ca (OH)$_2$ to exposed pulp, Ishikawa T, Takahashi K, Maeda T, Suda H, Shimono M, InoueT ; Proceeding of the Inter. Confer. on Dentin/Pulp Complex 2001, 95-101, Quintessence Publish. Co. Ltd., Tokyo, 2002.

67) Powers JM : Composite restorative materials, Craig RG, Powers JM ; Restorative dental materials, 11th ed, 231-257, Mosby Inc, St. Louis, 2002.

68) Bayne S: Bonding to dental substrates, Craig RG, Powers JM ; Restorative dental materials; 11th ed, 259-285, Mosby Inc, St. Louis, 2002.

69) Medina III VO, Shinkai K, Shirono M, Tanaka N and Katoh Y : Histopathologic study on pulp response to single-bottle and self-etching systems, Operative Dentistry, 27:330-342, 2002.

70) 宮崎　隆, 藤島昭宏：成形修復材　C. コンポジットレジン, 西山　實, 根本君也, 長山克也；スタンダード歯科理工学, 第2版第4刷, 241-255, 学建書院, 東京, 2003.

71) 白野　学, 海老原　隆, 加藤喜郎：露髄面に対するCO_2レーザー照射が接着性レジン直接覆罩創面の治癒態度に及ぼす影響について, 日歯保存誌, 46：761-781, 2003.

72) 加藤喜郎, 鈴木雅也, 勝見愛子, 渡辺留宇奈：高齢者象牙質－歯髄複合体の光学顕微鏡的観察, 日歯保存誌, 46：87（P-36）, 2003.

73) Suzuki M, Katsumi A, Watanabe R, Shirono M and Katoh Y: Effect of an experimentally developed adhesive resin system and CO_2 laser irradiation on exposed pulp, Operative Dentistry, 30, In Press, 2005.

74) Anusavice KJ : Phillip's Science of Dental Materials 10th ed, 273–313, WB Saunders, Co., 1996.

75) Silverstone LM : The acid etch technique : In vitro studies with special reference to enamel surface and enamel·resin interface, Silverstone LM & Dogon IL : Proc. Int. Symp., Acid Etch, Tech,(1975) North Central Publish., USA 1975.

76) Retief DH : Effect of conditioning the enamel surface with phosphieric acid, J Dent Res, 52 : 333～341, 1973.

索　引

〈あ〉

圧縮強さ　14
圧接および隔壁用器材　44
圧接の目的と要点　43
Adhesive promoting monomer　15
アルゴンレーザー　8
アロイプライマー®　25
r-メタクリロキシプロピルトリメトキシシラン　5

一塊填塞法　10
インサイザルコーナーマトリックス®　49

ウェットボンディング法　15, 22
齲蝕の合併症　64
water chaser　23

エックス線造影剤　9
エックス線造影体　4
エッチング剤の種類　16
エナメル質減形成　65
エリオットのセパレーター　52
AD-Gelh®　37
HEMA　3, 16
MDP　24
N-フェニルグリシンとグリシジルメタクリレートの付加物　16
NPG-GMA　16

オーバーカッティング　40

〈か〉

窩縁部褐線　67
窩縁形態　32
化学重合型コンポジットレジン　7
過酸化ベンゾイル　13
可視光線重合型　7
窩洞外形　29
窩洞形成用ダイヤモンドポイント　33
窩洞面処理法　15, 43
窩壁象牙質　21
カンファーキノン　8

機械的性質　11, 14
基質形成　39
キセノンランプ　8
起媒剤　3, 7
臼歯咬合面の初期齲蝕症　62
吸水性　11
極性化作用　15
極性基　16
金属の接着増強材　25
金属プライマー　25

くさび　49
くさび状欠損　34
クラスター（塊）状　4
クリアフィルライナーボンドⅡ®　24

研磨用ジスク　51
K-Matrix　49
K-Matrix Systemh®　49
K-エッチャント　26
Kanca J　22

交互洗浄　37
高出力プラズマアークライト（PAC）　8
咬耗症　64
コンケーブ窩洞　74
コンパウンド　49
コンピュールタイプ　47
コンポジットレジンインレー窩洞　74
コンポジットレジンインレー修復　73
コンポジットレジンインレー修復症例　75
コンポジットレジンインレー修復の禁忌症　73
コンポジットレジンインレー修復の適応症　73
コンポジットレジンインレー修復の利点　73
コンポジットレジンインレー製作法の種類　75
コンポジットレジン修復窩洞　29
コンポジットレジン修復症例　61
コンポジットレジン修復の適応症　29
コンポジットレジン修復の臨床予後成績　52
コンポジットレジンの種類　4
コンポマー®　10, 11
根面齲蝕　34

〈さ〉

再湿潤　23
サブマイクロフィラー　4
皿型　31
酸化防止剤　9
暫間修復用コンポジットレジン　10
暫間的間接歯髄覆罩法（IPC法）　39
酸処理（アシッドエッチング）法　15
酸素重合方式　14
saucer cavity　31

仕上げ・研磨内容　51
仕上げ・研磨法　49
仕上げ・研磨法の術式　50

仕上げ・研磨法の要点　50
仕上げ・研磨用具　51
シェードマッチングライト　44
紫外線吸収剤　9
紫外線重合型　7
歯間離開閉鎖　34
色素　9
色調安定性　54
色調安定性（Color Stability）　60
色調の選択　43
歯頸部摩耗症　61
歯質接着性　15
歯髄反応　53
歯髄反応（Pulp Reaction）　60
歯髄覆罩法の模式図　41
歯髄保護　17
歯髄保護法　36
支台築造窩洞　35
支台築造用コンポジットレジン　10
脂肪族系モノマー　3
シャンファー形成　32
重合禁止剤（ハイドロキノン）　9
重合収縮　13
重合反応機構　7
修復歯の診査項目　53
手用切削器械　33
消耗性窩洞　35
シランカップリング剤　5
シラン膜の形成　24
シリコーンポイント　52
シロキサン結合　24
深在性窩洞　41
Single Bond　23
GLUMA　16
Gwinnett AJ　22
10％NaClOゲル　37
10％クエン酸-20％塩化カルシウム　26

水銀ランプ　8
水素結合　16, 18
ストリップス類　51
スミヤー層　15, 20

スローセッティング　8
寸法変化　13

製作法の手順　75
接触角　19
接着界面　20
接着性モノマー　15
接着性レジン直接歯髄覆罩後の臨床経過の良否を決定する因子　39
セルフエッチングプライマーシステム　24
セルフエッチングプライマー法　15, 24

象牙質レジン含浸層　15, 22

〈た〉

第3アミン　13
体部破折（Body Fracture）　54, 60
耐摩耗性　15
ダイヤモンドポリッシングペースト　52
多官能性モノマー　3
タッフルマイヤーのリテイナー　49
単一型MFR　4

チオン系接着性モノマー　24
超微粒子ダイヤモンドポイント　51
直接歯髄覆罩効果が期待できる接着性レジン　36
直接歯髄覆罩後の治癒機転　39
直接歯髄覆罩後の予後成績　39
直接歯髄覆罩後の臨床経過　41
直接歯髄覆罩術式　37
直接歯髄覆罩法の適応症と禁忌症　36
直接歯髄覆罩法の目的　36

抵抗形態　31

テトラサイクリン変色歯　66
填塞法　43
dentin resin hybrid layer　15
dimethacrylate resin　10
TEGDMA　3
Tinted universal paste　44

毒性試験　17
特発性侵蝕症　64
トリn-ブチルボラン（TBB）　14

〈な〉

ナノクラスター型MFR　4
ナノフィラー　4

二次齲蝕（Secondary Caries）　53, 60

ぬれ性　15

熱伝導性　11
熱膨張係数　11

〈は〉

配合フィラーの大きさ　4
配合フィラーの含有量　4
配合フィラーの形状　4
ハイブリッド型　4
ハイブリッド直接歯髄覆罩法　43
パカブルコンポジットレジン　10
針状齲蝕　65
ハロゲンランプ（QTH）　8
85％リン酸溶液　15

被蓋硬組織の形成　39
光重合型コンポジットレジン　7
光重合方式　14
引張り強さ　14
評価基準　53
表面粗さ（Surface Roughness）　53, 54
Base Line　52

Bis-GMAの重合硬化構造　6
Bis-GMAレジン　3
bowl cavity　31
Brännström　36
bulk-fill technique　10
Buonocore　15

フィラー　3, 4
フィラー・表面処理剤・レジンとの結合機構　6
フィラーの種類　4
フィラーの表面処理　5
フェザーカッティング状　39
フェニルP　24
物理的性質　11
プライミング　16
プラスチックストリップス　51
ブルーライト発光ダイオード（LEDs）　8
プロテクトバーニッシュ®　15
フロワブルコンポジットレジン　10
VBATDT／6-（4-Vinyl-benzyl-n-propyl）amino-1,3,5-triazine-2,4-dithione　24

ベースレジン　3
ベニア修復　34
ベベル　32
辺縁部適合性（Marginal Adaptation）　53, 54
辺縁部変色（Marginal Discoloration）　53, 54
辺縁漏洩　17
便宜形態　31
ベンゾインメチルエーテル　8

芳香属系モノマー　3
蜂巣状構造　19

ポーセレン　24
保持形態　31
補修修復　35
補修修復用コンポジットレジン　10, 11
ポリ酸モディファイドコンポジットレジン　10, 11
ホワイトアブレーシブポイント　51
ボンディング　17
ボンディング層・象牙質レジン含浸層　17

〈ま〉

マイクロフィラー　4
マクロフィラー　4
曲げ強さ　15
摩耗（Wear）　53, 54
摩耗症　64

水追っかけ屋　23

無機質フィラー　4
無髄歯・旧修復物の変色による審美不良　65

メタルストリップス　51
メチルメタクリレート　13
滅菌蒸留水　37
滅菌生理食塩液　37

モノマー浸透性　22
モノマーの拡散・重合　20

〈や〉

有機質フィラー　4
有機質複合型MFR　4

有機質マイクロフィラー複合体　4
有機質マトリックス　3
UDMA　3
United States Public Health Service（USPHS）　52

〈ら〉

ラバーダム　40
ラボラトリーコンポジットレジン　10

リコール調査　52
リン酸エッチング　20
リン酸モノマー　24
臨床経過観察　52
臨床的健康歯髄　36

re-moist　23
Ryge G　52
レジンタッグ　18
レジン直接歯髄覆罩症例の病理組織学的転帰　40
レジンの化学結合　18
練和　43
練和・塡塞法　43

露髄窩洞　42
6％NaClO水溶液　37

〈わ〉

椀型　31
YK式コンポジットレジン修復用セット　45

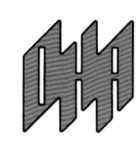

著者略歴

加藤 喜郎（かとう よしろう）

1941年	岐阜県に生まれる
1966年	日本歯科大学卒業
1973年	日本歯科大学新潟歯学部　助教授
1977年	日本歯科大学新潟歯学部　教授（歯科保存学第2講座）
1990年	日本歯科大学大学院新潟歯学研究科　教授（硬組織機能治療学）
2003年	日本歯科大学大学院新潟歯学研究科　科長

新しいコンポジットレジン修復 —ミニマルインターベンションとメタルフリー審美修復の実践—

2005年3月30日　第1版・第1刷発行

著　加藤　喜郎

発行　財団法人　口腔保健協会

〒170-0003　東京都豊島区駒込1-43-9
振替 00130-6-9297　Tel.03-3947-8301(代)
Fax.03-3947-8073
http://www.kokuhoken.or.jp/

印刷／教文堂・製本／愛千製本・制作／カイ

乱丁, 落丁の際はお取り替えいたします.

©Yoshiro Kato, 2005. Printed in Japan [検印廃止]
ISBN4-89605-208-1　C3047

本書の内容を無断で複写・複製・転写すると，著作権・出版権の侵害となる事がありますのでご注意ください.